ブックレット〈書物をひらく〉8

園芸の達人 本草学者・岩崎灌園

平野 恵

平凡社

園芸の達人　本草学者・岩崎灌園［目次］

はじめに――5

一　きっかけは百科事典『古今要覧稿』――7

岩崎灌園の生涯／出世作『古今要覧稿』／松――人との関係性
桜――灰色の背景紙／梅――「又一種」／椿――愛好家たち／朝顔――流行
蓮――図の多さ／『弘賢随筆』――『古今要覧稿』執筆陣の勉強会

二　日本で初めての彩色植物図鑑『本草図譜』――30

彩色画にこだわる／洋書の引用／植物図譜完成への道
明治・大正時代の復刻／地域史料としての『本草図譜』／谷中ショウガ
道灌山／『本草図譜』制作に協力した人びと　1――本草学者
『本草図譜』制作に協力した人びと　2――大名・旗本
ドイツ人　P・F・シーボルト／絵師　谷文晁

三　ロングセラーの園芸ハンドブック『草木育種』――55

稿本『灌叢秘録』／『草木育種』出版広告／書誌の検討／革新的な内容

『菊花檀養種』／岩崎灌園の園芸技術／栽培地域への言及
『草木栽培書』への影響

四　江戸の自然誌『武江産物志』と採薬記——74
谷中転居の理由／採薬記としての『武江産物志』
後刷本に加えた植木屋の情報／『武江産物志』の稿本二種／花暦への影響
『武江略図』『武江産物志』と花暦を付す江戸近郊図／『日本産物志』

五　園芸ダイヤリー『種藝年中行事』——90
特異な表記法／救荒書の特徴／救荒書としての『種藝年中行事』
佐橋兵三郎の本草学／構成と内容／旧蔵者

おわりに——『自筆雑記』、『茶席挿花集』など——107
『自筆雑記』／『千草の根ざし』／『茶席挿花集』／本草学者の番付

あとがき——116

掲載図版一覧——119

はじめに

岩崎灌園《いわさきかんえん》という歴史上の人物をご存じであろうか。聞いたことがないと答える人も少なくないであろう。『本草図譜《ほんぞうずふ》』の作者と聞いて、「ああ」と思いあたる方は、かなり植物の歴史に関心が高いといえる。岩崎灌園は、江戸時代後期の本草学者で、今の職業でいえば植物学者が近いが、そこにとどまるものではない。そして『本草図譜』は、日本初の彩色植物図鑑として重要な書物である。しかしながら、美しさを愛《め》でるにとどまり、執筆に至る過程や内容について充分に検討されていないのが現状である。

岩崎灌園は、幕府の徒士《かち》の家に生まれ、幕府祐筆の屋代弘賢《やしろひろかた》に見出され、『本草図譜』を完成させ、また何度も版を重ねたロングセラーの園芸手引書『草木《そうもく》育種《そだてぐさ》』を執筆した。彼は、それまでの本草学者と異なり、幕臣として本草とは無関係な仕事を続けながら数々の著作を世に出した。

本ブックレットは、『本草図譜』にとどまらず、岩崎灌園の業績の総合的な再評価を目指す。彼の著作物には、図を多用した園芸ハンドブック『草木育種』、園芸ダイヤリー『種藝年中行事《うえもののねんじゅうぎょうじ》』、江戸地域の自然を記録した『武江産物志《ぶこうさんぶつし》』など、時代を先取りした内容にもかかわらず、その存在は一般には知られていない。また記事のなかには、知られざる交友関係も隠れている。『本草図譜』では、一介の下級武士である岩崎灌園が、いったいなぜ、松平定信、谷文晁、シーボルトの協力を得られたのか？　直接的な答えは出ないが、推測するに充分な証拠もまた書物に隠れている。

こうした数ある書物は、刊本と写本に分かれている。筆で記された写本の希少価値は一般に認識されるが、板木（版木）によって刷られた刊本は、「どれを見ても同じ」という常識で扱われている。しかし、岩崎灌園の刊本には異板が多く、同じ刊本でも複数の種類がある点も見逃してはならない。そのうえ、完成前の稿本も存在するので、思考回路を探る上でもこれら複数の書物の内容の検討は重要である。

本ブックレットにおいて、これらの書物すべての内容を明らかにするのは不可能だが、今まで聞いたことのない学者の業績を少しでも気に留めるようになっていただければ幸いである。

一▶きっかけは百科事典『古今要覧稿』

岩崎灌園の生涯

岩崎灌園は、天明六年（一七八六）六月二十六日、下谷《したや》三枚橋《さんまいばし》▲近くで生まれた下級武士である。名を常正、通称源蔵といい、灌園はその号である。谷中▲に「又《ゆう》玄堂《げんどう》」という塾を構え、本草学者として名をはせた。

灌園の息子、正蔵の由緒書《ゆいしょがき》▲には、父灌園の公務が記録され、最初の公務は「御徒見習《おかちみならい》」で、次いで屋代太郎（弘賢▲）編纂の書籍（『古今要覧稿』）手伝《てつだい》を命じられるとある。天保九年（一八三八）、五十三歳で隠居、同十三年正月二十九日に五十七歳で病死、菩提寺・浅草新堀端の永見寺▲に葬られた。

現在の墓は、大正十二年（一九二

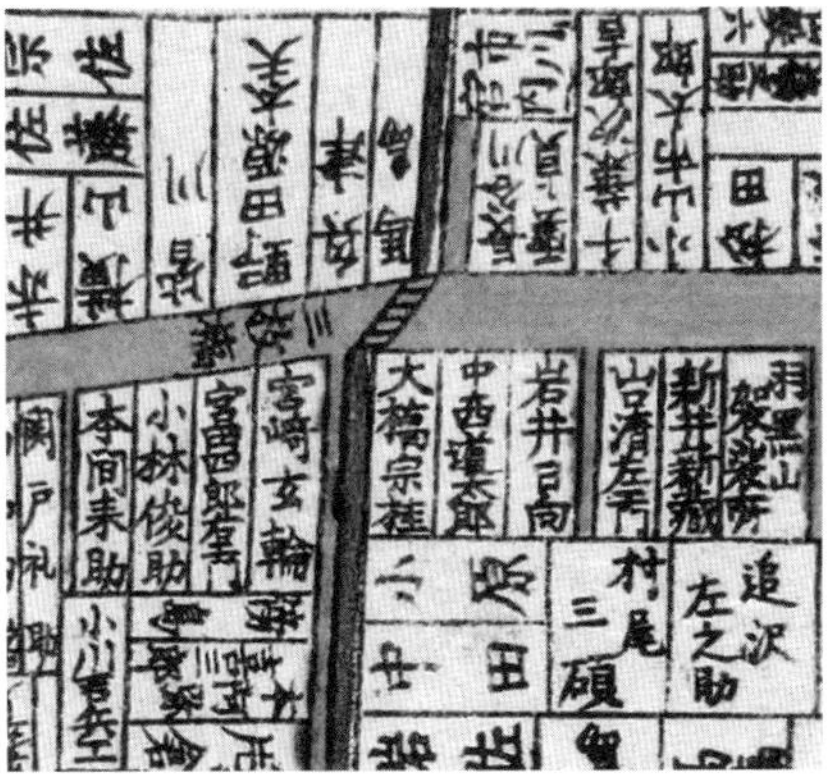

図1　『東都下谷絵図』部分　中央に「三枚橋」とある

下谷三枚橋　現、東京都台東区上野六丁目にあった橋。

谷中　現、東京都台東区谷中を指し、灌園は、谷中二丁目に住んでいた。

由緒書　家の来歴や系譜、親類・血族の関係を書き上げた書類。

屋代弘賢　一七五八―一八四一年。幕臣。国学者。塙保己一《はなわほきいち》に学び、『群書類従《ぐんしょるいじゅう》』の編集を助ける。武家の系図集『寛政重修諸家譜《かんせいちょうしゅうしょかふ》』『古今要覧稿』の編集に従事。蔵書家として有名で、不忍池《しのばずのいけ》（現、台東区上野公園）畔に不忍文庫を設立した。号、輪池《りんち》、通称を太郎。

永見寺　東京都台東区寿二丁目に現存。曹洞宗。

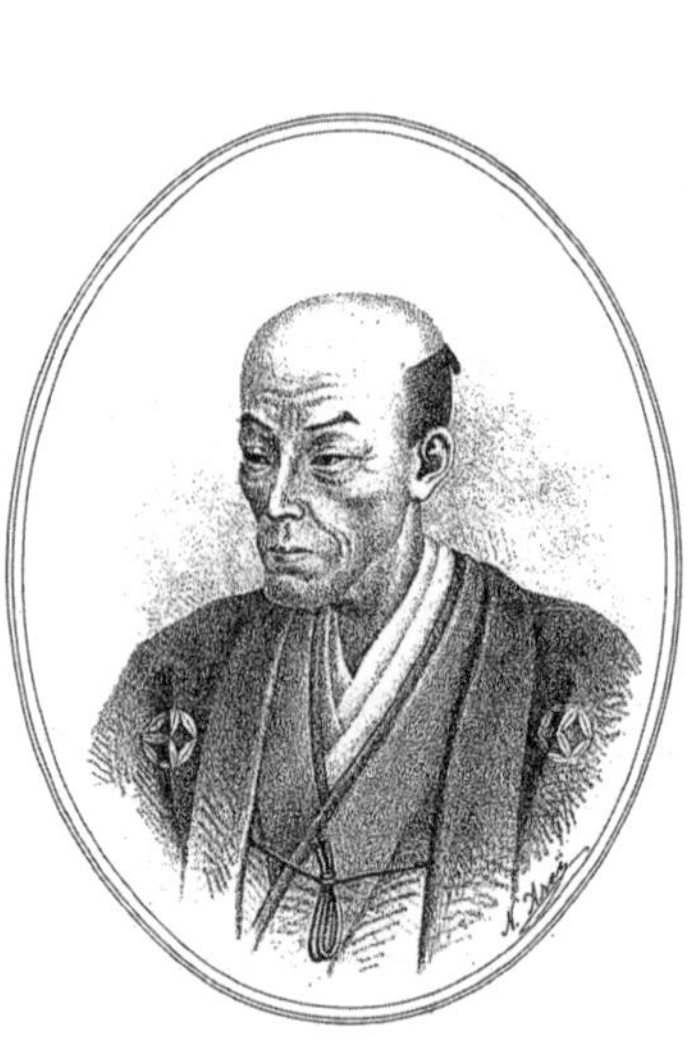

図２　明治17年刊『本草図譜』に載る灌園唯一の肖像画（石版画）

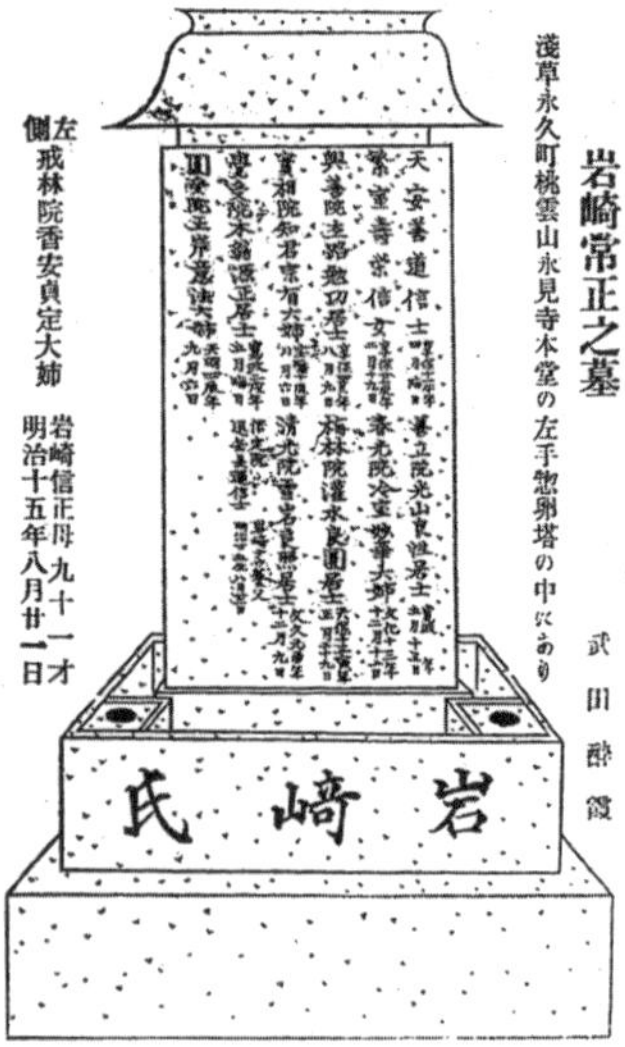

図３　岩崎常正之墓（『見ぬ世の友』12号）

三）の関東大震災で損壊した後、昭和三年（一九二八）に再建された。明治三十四年（一九〇一）刊『見ぬ世の友』十二号には、震災前の岩崎家代々の戒名とともに、ありし日の墓碑の姿が記録される。灌園の戒名は、下段右から三行目に「梅林院灌水良圓居士▲」とある（図３）。「灌」は水をそそぐという意味で、園芸における基本的な作業「水やり」が戒名に含まれ、彼の園芸志向がうかがわれる。

出世作『古今要覧稿』

由緒書にあった書籍は、灌園の出世作『古今要覧稿▲』を指し、文政四年（一八

梅林院灌水良圓居士　現在の墓碑は「梅林院灌水良園居士」とあり、こちらが正しい戒名と思われる。

『古今要覧稿』　正式書名は『古今要覧』であるが、完成しなかったため、「稿」の字をつけて称されることが多い。

二一）より天保十三年に至るまで、二十二年にわたり編纂された百科事典である。若年寄《わかどしより》の堀田正敦《まさあつ》▲が幕臣・屋代弘賢に命じて編纂させた国家事業で、全五百六十巻におよぶ大部なものであるが、天保十二年の屋代の死により未完に終わった。複数館に所蔵があるが、本ブックレットでは、「不忍文庫」（図４）という編者・屋代弘賢の蔵書印が捺《お》される国立公文書館蔵本を用いた。

堀田正敦　一七五五―一八三二年。幕府若年寄、近江堅田藩主、下野佐野藩主。『寛政重修諸家譜』編集の総裁を務め、鳥類図鑑『観文禽譜《かんぶんきんぷ》』も編集した。

灌園は、草木部（植物部門）を担当し、そこに描かれた直筆の彩色図は写実的で植物の特徴をよくとらえている。灌園は、この仕事によって屋代や堀田正敦に認められ、次の大仕事『本草図譜』への足がかりをつかんだ。『古今要覧稿』は、明治三十九年に国書刊行会より翻刻されたこともあって、原本を改めて振り返ることは比較的少ない。残念なことに翻刻活字本では図版は省略されているため、灌園の精緻な彩色肉筆画の筆致はほとんど知られていない。紙数の関係ですべての紹介は不可能であるが、代表的な園芸品を中心にとりあげ、その歴史的・植物学的・美術的価値を考察する。

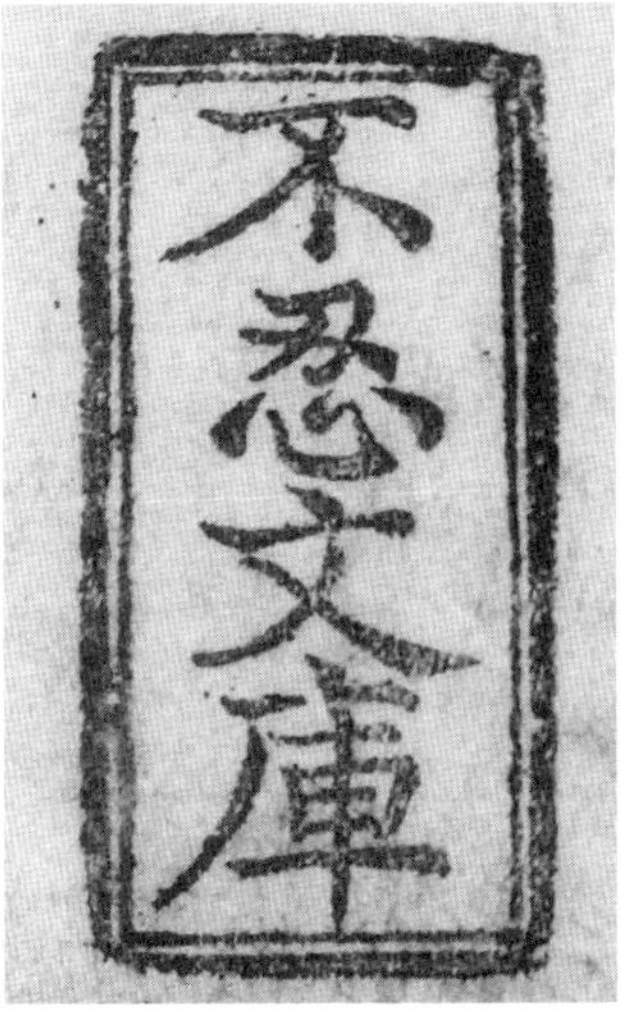

図４　蔵書印「不忍文庫」（『古今要覧稿』）

『古今要覧稿』は、国立公文書館所蔵『古今要覧調進目録《ここんようらんちょうしんもくろく》』により、各巻の成立年代が判明し、全巻の構成は次のとおりである。

神祇《じんぎ》部《ぶ》三冊（第一―三冊）、姓氏《せいし》部五冊（第四―八冊）、地理部一冊（第九冊）、
暦占《れきせん》部一冊（第十冊）、歳時《さいじ》部二冊（第十一―十二冊）、
時令部十二冊（第十三―二十四冊）、器財部四十一冊（第二十五―六十五冊）、
草木《そうもく》部六十四冊（第六十六―百二十九冊）、雑芸部二冊（第百三十―百三十一冊前半）、
災異部一冊（第百三十一冊後半）、禽獣部十七冊（第百三十二―百四十八冊）、
菜蔬《さいそ》部五冊（第百四十九―百五十三冊）、虫介《ちゅうかい》部四冊（第百五十四―百五十七冊）、
龍魚部三冊（第百五十八―百六十冊）、飲食部二冊（第百六十一―百六十二冊）、
政事部三冊（第百六十三―百六十五冊）、服飾部五冊（第百六十六冊―百七十冊）、
人事部八冊（第百七十一―百七十八冊）、目録一冊（第百七十九冊）

となる。全巻の三分の一以上を草木部が占めることがおわかりであろう。以下では、草木部のうち、松、桜、梅、椿、朝顔、蓮をとりあげてその特徴を述べていく。

松――人との関係性

国立公文書館本はおおよそ二―四巻程度で一冊に仕立てられており、『調進目録』の示す成立年月は巻ごとに異なる。松は、全部で第六十六冊から六十八冊の三冊にわたり、草木部では先頭に位置する第一巻から九巻にあたる。成立年月は、

され松　漢字を充てるのなら「戯《ざ》れ松」であろう。

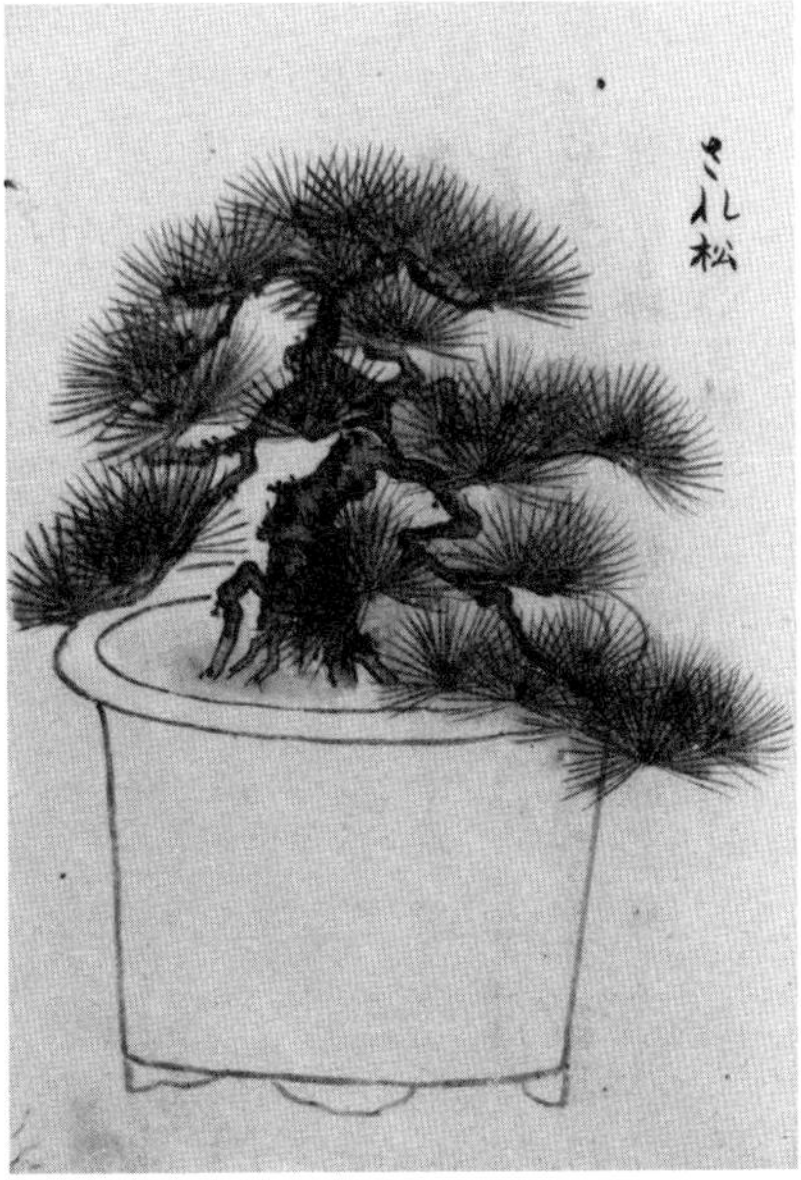

図5　され松（『古今要覧稿』）

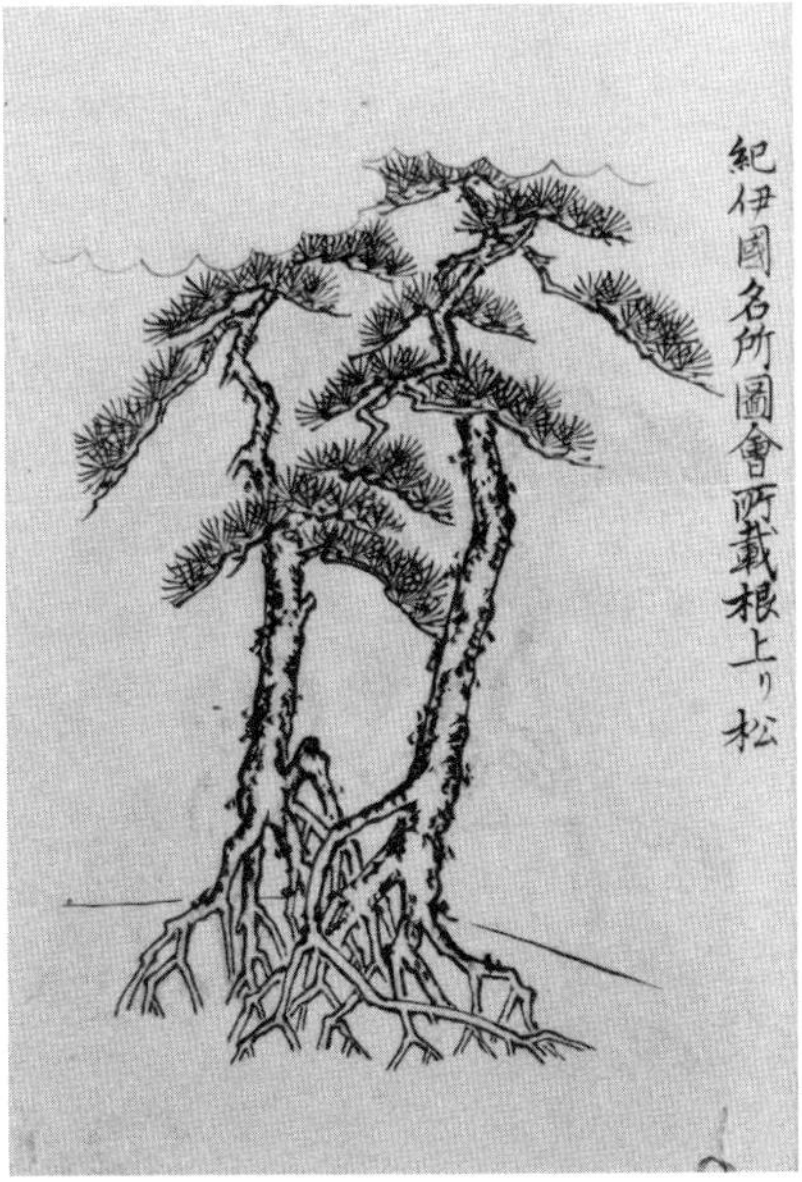

図6　根上り松（『古今要覧稿』）

第一巻から七巻までが文政十一年（一八二八）九月、第八・九巻は同年十二月である。後述するように、後の巻には松より早く成立した植物もあり、必ずしも成立順に仕立てられてはいない。

ここにはさまざまな松の種類が描かれるが、珍しい図を二点紹介したい。

一つは第六十六冊草木部巻四の「され松▲」（図5）で、現在でいう盆栽《ぼんさい》の松を示したものである。同時代の文政十年に出版された『草木奇品家雅見《そうもくきひんかがみ》』にある装飾過多ともいえる舶来風の植木鉢とは異なり、植木鉢はあっさりと白描で描く。本史料の目的が、華美な鉢植《はちうえ》を嗜好した園芸とは異なる点を示していよう。

もう一点は、第六十六冊草木部巻四にある「紀伊国名《きいのくにめい》所図会《しょずえ》所載根上《ねあが》り松」で、文化九年刊『紀伊国名所図会』巻二の和歌浦《わかのうら》の根上り松の挿絵から、人物や背景を省いて松だけを写し取った、実物を見ていない図である（図6）。原図の忠実な写しではなく、名所絵として画面を構成するうえで必要不可欠な背景を取り去った。この結果、根の張り方や枝振りが際立ち、植物の特徴が一目でわかるようになった。

以上のとおり、『古今要覧稿』は、単なる植物の種類を示す図鑑を目指したのではなく、観賞法まで視野に入れ、人の手が入った植物との関係性を重視していたとわかる。

桜――灰色の背景紙

桜は、第十一―十三巻を欠くが、草木部第九―二十五巻、第六十九―七十七冊の計九冊の長きにわたる。成立は『調進目録』によれば、第九巻から十八巻までが文政八年三月、第十九・二十巻は、同年十二月である。第二十一・二十二巻は、文政十三年八月晦日、第二十三巻から二十五巻までは天保元年（一八三〇）十二月二十五日である。松の巻に先行する成立にもかかわらず、巻次では松の次に位置する。特徴的なのは、「怡顔斎桜品所載《いがんさいおうひんしょさい》」と記す白描の模写図および背景が灰色の桜花図が豊富な点である。「怡顔斎桜品」とは、享保元年（一七一六）に序文が記された後、宝暦八年（一七五八）になって出板された、松岡玄達《まつおかげんたつ》▲著『桜品《おうひん》』のことである。『桜品』からの写しは原本に忠実に白描図として描かれ、全図二百六十六点の中六十一点、全体の二割強がこれにあたる。これ以外は彩色図が百九

松岡玄達　一六六八―一七四六年。本草学者。号恕庵《じょあん》。京都の人。儒学を山崎闇斎《あんさい》・伊藤仁斎《じんさい》に、本草学を稲生若水《いのうじゃくすい》に学ぶ。享保六年（一七二一）幕府に招かれ、江戸に滞在した。門人に戸田旭山《きょくざん》・小野蘭山《らんざん》がいる。代表作に『用薬須知《ようやくすち》』や、号「怡顔《いがん》斎《さい》」を冠して書名とした『怡顔斎桜品』『怡顔斎梅品』などの「怡顔斎」シリーズがある。

十二点、貼紙等で補足的に描く白描図が十三点であった。彩色図のうち、図7のように背景が灰色の図は百四十四点、全体の半数以上に匹敵する。その種類は多く、胡粉《ごふん》を重ね塗りした鮮やかな白や薄紅色の花弁と、背景とのコントラストが映える美しい仕上がりである。

図7「変種帆掛桜」は「変種」とあるとおり、当時の桜の変異種、すなわち実物を見ての写生とわかる。図の仕立て方は特殊で、あらかじめ背景紙を灰色に塗った上に植物を描き、それを台紙に貼付け袋綴じにしたうえで冊子状に仕立てる。背景紙に刷毛目《はけめ》が認められるため、あらかじめ漉《す》き返した薄墨色の「宿紙《しゅくし》▲」ではなく、薄墨色に一面を塗りつぶした紙である。その証拠に、背景紙は均一の灰色ではなく、丁《ちょう》によって色の濃度に差が見られた。

灰色の背景紙を好んで用いて、植物画を描いた人物がもう一人いる。

宿紙　薄墨色の漉き返しの紙。「すくし」ともいう。

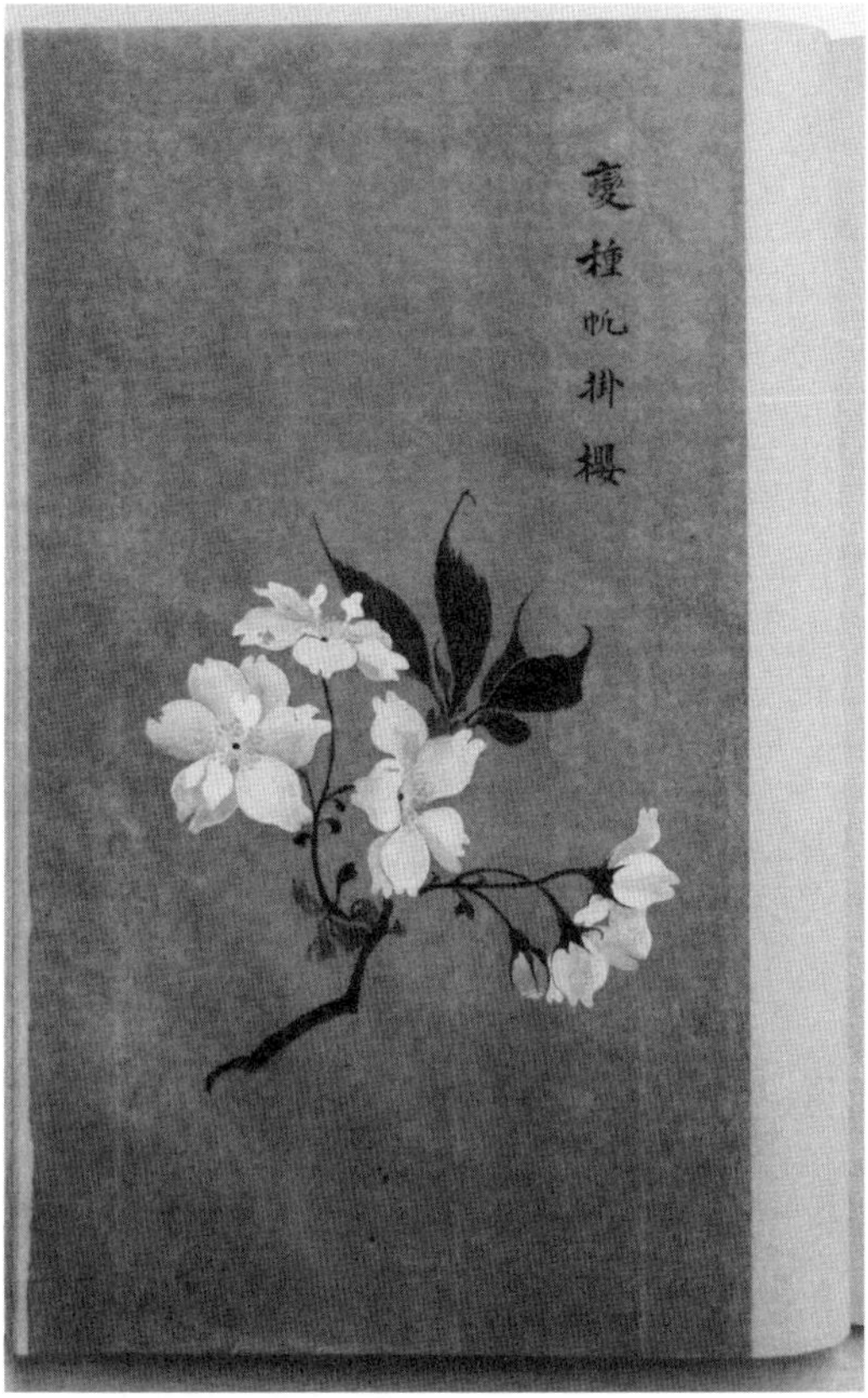

図7　変種帆掛桜　右側の白い色が台紙（『古今要覧稿』）

馬場大助　一七八五―一八六八年。旗本。富山藩主・前田利保を中心とした本草研究会・赭鞭会《しゃべんかい》の一員として活躍。号仲達《ちゅうたつ》、資生《しせい》。代表作に『遠西舶上画譜』『群英類聚図譜』。

灌園と交流があった旗本・馬場大助《ばばだいすけ》▲で、あらかじめ薄墨色の宿紙に直接描く、または薄く透ける雁皮紙《がんぴし》に描き、灰色の合紙《あいし》を袋綴じの内側にはさみこむなど、図を引き立たせるために積極的に背景に灰色を用いた。灌園はこの技法に倣《なら》ったと思われる。しかしながら、後に執筆する『本草図譜』で灰色背景紙を用いないのは、手間や費用の関係から省略したのであろう。

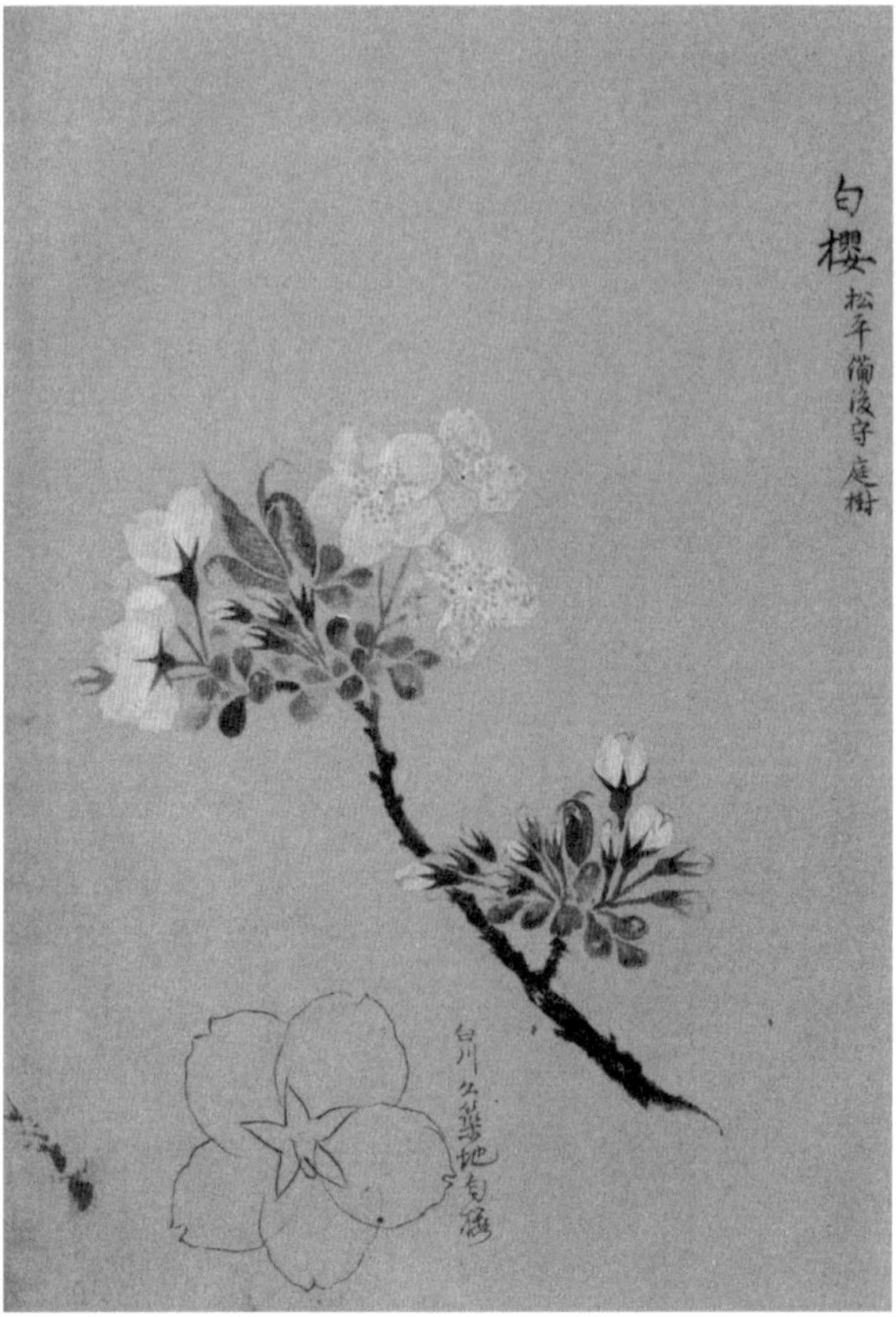

図8　匂桜（『古今要覧稿』）　松平備後守と白川公

描かれた個体の場所の特定ができる品種も、わずかにあった。第七十二冊第十五巻に「匂桜《においざくら》　松平備後守庭樹」とあるのは、加賀大聖寺藩《だいしょうじ》の下屋敷のことで、現在では文京区千駄木に所在する区立須藤公園にあたる。右下には「白川公築地匂桜」と花を萼《がく》側から描いた白描図がある（図8）。「白川（河）公」とは、いうまでもなく白河藩主で老中時代に寛政の改革を実行した松平定信▲のことで、下屋敷の築地の庭「浴恩園《よくおんえん》」は名園と

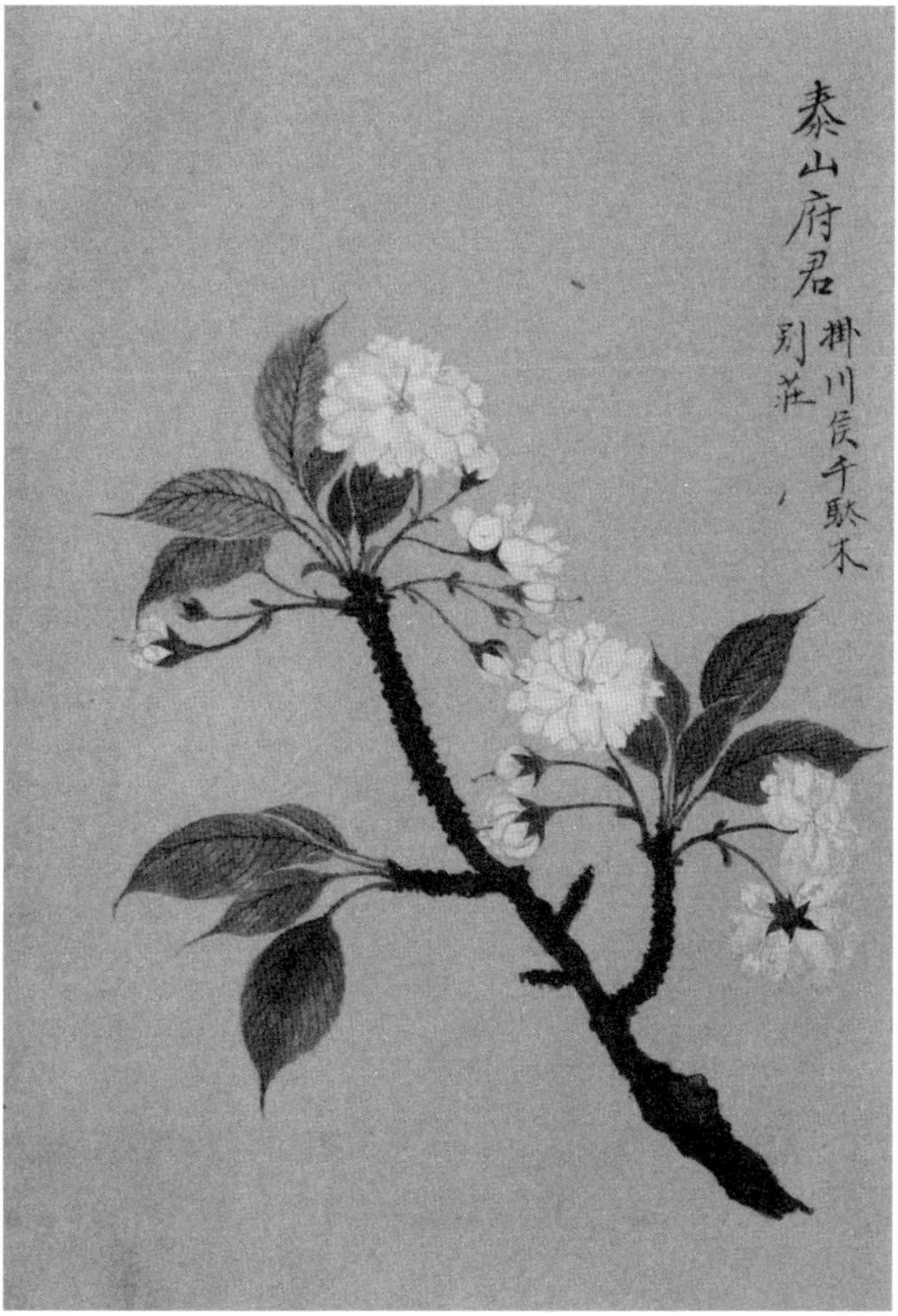

図9　泰山府君（『古今要覧稿』）　掛川藩下屋敷

して著名であった。この浴恩園に灌園が赴《おもむ》き、実際に写生したと推測される。図の成立した文政八年三月、定信は生存しており、屋代弘賢などの口利《くちき》きで訪れたのかもしれない。

ほかにも第七十一冊第十四巻に登場する「占風園《せんぷうえん》」は、江東区亀戸にあった滋賀仁正寺《にんしょうじ》藩下屋敷の大名庭園である。また第七十二冊第十五巻「匂桜 与板侯別業其原在吹上御園」とは越後与板《よいた》藩別荘にあった品が吹上御苑にも分けられたという意味である。与板藩別荘の所在は不明であるが、下屋敷を指すのであれば現在の高輪プリンスホテルの敷地内にあった。同じ巻にある「泰山府《たいざんふ》君《くん》 掛川侯千駄木別荘」（図9）は、掛川藩下屋敷があった文京区千駄木の団子坂のことである。

灌園は、幕府の下級官吏であるため、大名屋敷に容易に出入りできる身分ではない。国家事業という名目と、『古今要覧稿』編集責任者の屋代弘賢の紹介があ

松平定信　一七五八―一八二九年。幕府老中、陸奥白河藩第三代藩主。寛政の改革を指揮した。隠居後、築地に構えた下屋敷で過ごし、浴恩園と号した庭で、四季の草花を栽培した。

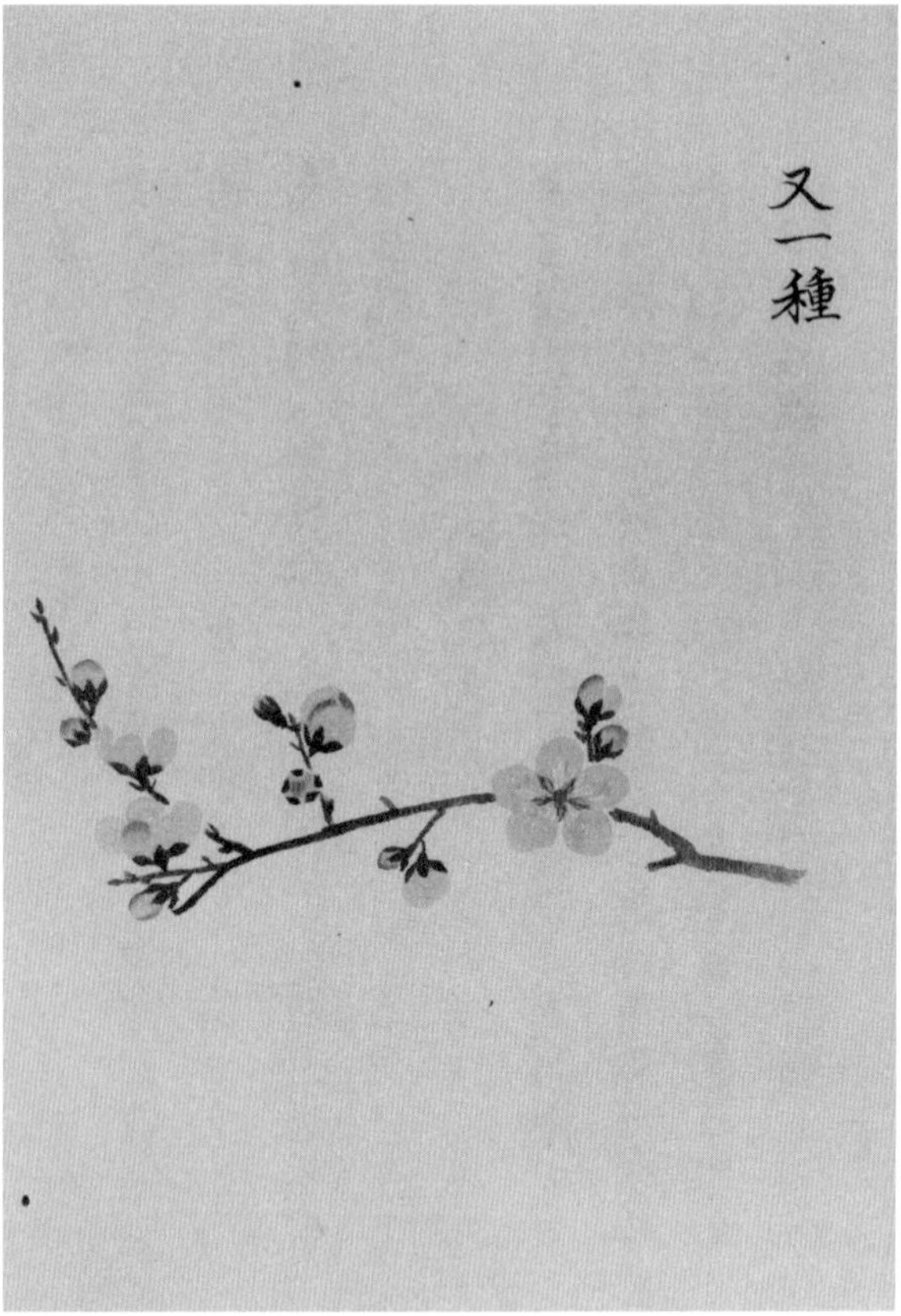

図10　又一種　臥龍梅薄紅色（『古今要覧稿』）

ったからこそ、諸大名の協力が得られたのであり、そしてその成果が『本草図譜』に結実していくことになる。

梅――「又一種」

梅は、第七十八―八十冊の計三冊、草木部第二十六―三十四巻である。成立年代は、第二十六巻から三十三巻までが文政十年十二月、第三十四巻は、同十一年九月である。桜同様、松岡玄達による宝暦十年刊『怡顔斎梅品《ばいひん》』の模写図及び灰色の背景による図が多い。全七十五図のうち、六十図が彩色図、十五図が『梅品』模写の白描図である。玄達『梅品』の時代と異なる点で注目すべきは、次のとおり二種類の臥龍梅《がりゅうばい》▲への言及である。

又一種、淡紅のものあり。花形白色のものと異ならず。されど清白の方を真

臥龍梅　幹や枝が地を這い、龍が臥《ふ》しているかのような樹形の梅の品種。「がりょうばい」ともいう。

春田久啓　一七六二―?年。旗本。裏六番町（現、東京都千代田区六番

の臥龍とすべしと春田久啓《はるたひさとお》▲、韻勝園梅譜《いんしょうえんばいふ》いへり。淡紅は即白花より変ぜしものなるべし。諸書に淡紅の説見えず▲。

そして、淡紅の花を「又一種《またいっしゅ》」（図10）として、通常の白梅の図の次に載せる。元は白色であった個体に対し、新しく出現した花色に注目するのは、園芸的関心のあらわれである。浮世絵に臥龍梅を淡紅色にしている図様もあるとおり、後世でも通常と異なる花色をもてはやしたようである▲。

椿――愛好家たち

椿は、第八十一―八十三冊の計三冊、草木部第三十五―三十八巻で、成立年月は、すべて天保七年十月である。全部で百七十二図が描かれ、第八十三冊冒頭に「いさはや　加藤伊勢守藤原恭彦所蔵百椿図所載」とある、旗本、加藤伊勢守▲藤原恭彦所有の「百椿図」からの写しが大部分を占める。加藤の名は、天保十二年『武鑑』▲に記載があり、安政三年（一八五六）『武鑑』では名が異なるのでこの間に代替わりしたと考えられ、灌園と同時代の人物である。

またいま一人、「赤紅」図に「種樹家弥三郎培養する所」（図11）とある、巣鴨の植木屋・斎田《さいだ》弥《や》三郎《さぶろう》の名も登場し、参照した花銘も加藤伊勢守に次いで多い。

町）の屋敷に住む。通称、四郎五郎。梅を多数集め、梅花の名鑑『韻勝園梅譜』を著したことで有名。

大意　（臥龍梅の種類に）また一種、淡紅色の品種もある。花の形状は、白色のものと違わない。けれども白色のほうを本当の臥龍梅というべきだと春田久啓著『韻勝園梅譜』に書いてある。淡紅色は白花から変異したものであろう。他の書物には淡紅色の臥龍梅の説は見当たらない。

浮世絵に……　平野恵「江戸の名木と名園――新旧名所の情報」（日野原健司・平野恵『浮世絵でめぐる江戸の花――見て楽しむ園芸文化』、誠文堂新光社、二〇一三年、所収）参照。

加藤伊勢守　禄高三千石の旗本。下谷池之端に屋敷があった。

『武鑑』　大名・旗本・幕府役人の名鑑。

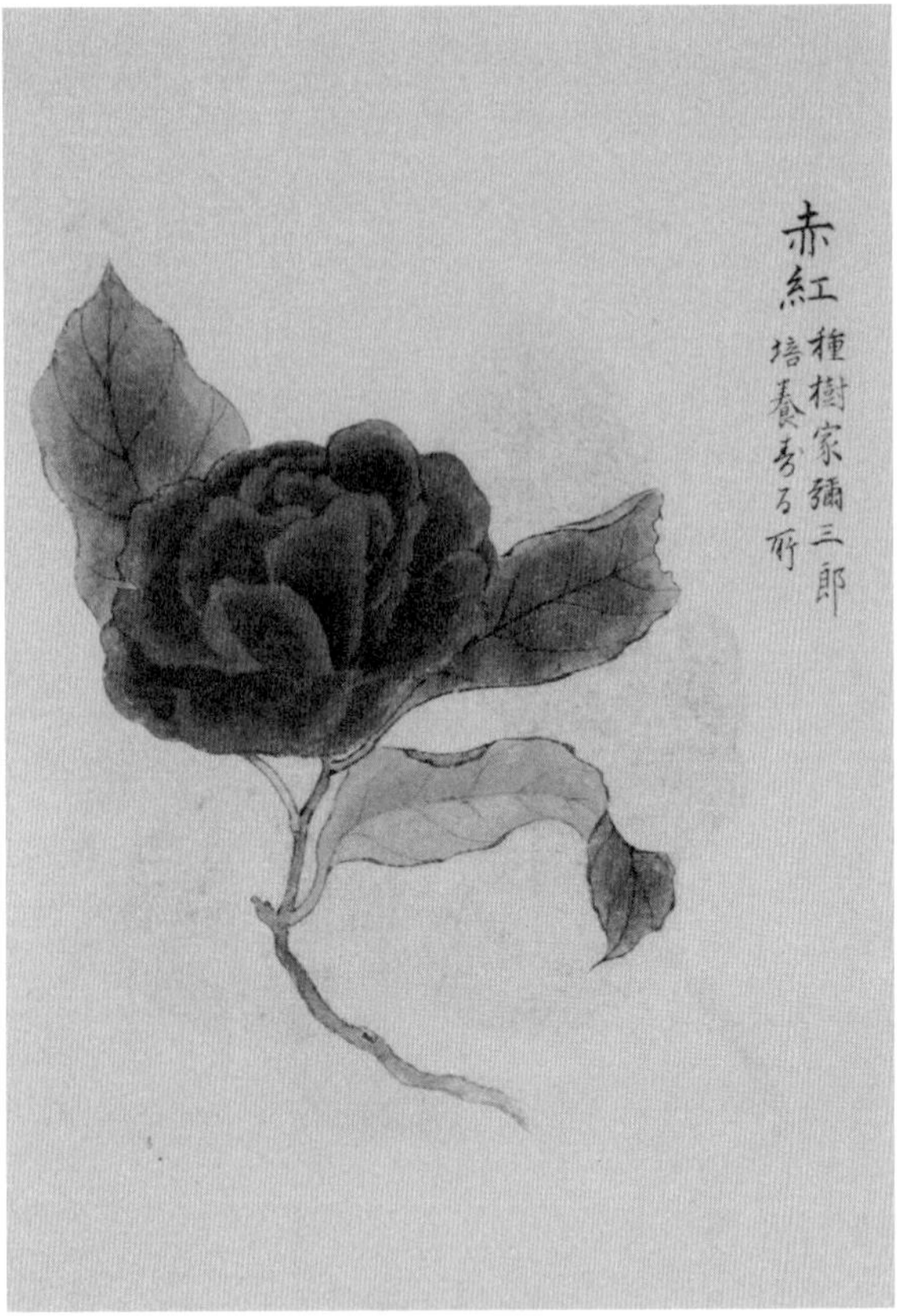

図11　斎田弥三郎の「赤紅」（『古今要覧稿』）

弥三郎は、菊細工《きくざいく》では富士山を出品して浮世絵にも描かれ、また宇田川《うだがわ》榕庵《ようあん》▲や灌園ら学者とも親交を結んだ、豊富な知識を誇る植木屋である。灌園とのつながりは早く、灌園の著書『採薬時記《さいやくじき》』に、文化十一年に弥三郎に取材している記録がある。▲弥三郎が椿を灌園に示したのは天保七年十月で、『採薬時記』から数えて二十二年後のことである。古くからの友人の庭で、心おきなく何日もかけて実物を目前に写生したと考えられる。

ところで、同じ灌園の著書『本草図譜』の椿の項の冒頭には、

各条の図も園中に栽〔うえ〕て、悉《ことごと》く目撃ことあたはざれば、筑前侯の山茶譜並或人の図を得て補ふものなり。▲

宇田川榕庵　一七九八―一八四六年。蘭学・洋学者。美作津《みまさかつ》山《やま》藩医。オランダ語に優れ、西洋科学を理解して執筆した『植学啓原《しょくがくけいげん》』『舎密開宗《せいみかいそう》』などがある。

巣鴨の植木屋……　斎田弥三郎については、平野恵『十九世紀日本の園芸文化――江戸と東京、植木屋の周辺』（思文閣出版、二〇〇六年）第三部第三章を参照。

大意　各項の図は、庭の中に植えてあり、すべての実物を見ることがかなわないため、筑前国福岡藩主・黒田家が所有する『山茶譜』という書物と、ある人物が持つ図の二種の書物を写して補った。

題簽　題箋、題籤ともいう。書籍の表紙に題名を記して貼る紙（布）片。

白井光太郎　一八六三―一九三二年。植物病理学者。東京帝国大学教授。本草・博物学史の研究をすすめ、収集した蔵書は現在国会図書館にある。

と、筑前黒田家の図譜『山茶譜《さんちゃふ》』と「或人《ある》」の図を写したとある。しかし『本草図譜』を見ても、どの花が黒田家所有の個体か「或人」のものかは不分明である。幸いにも国会図書館には別に、『黒田公山茶図』というタイトルの書物があるため、これと比較すれば黒田家のものの個体が判明するはずである。ただし、『黒田公山茶図』は、題簽《だいせん》▲に「残欠《ざんけつ》」と記されるとおり完全なものではなく、「図譜の一部の写本」であると旧蔵者の植物学者・白井光太郎《みつたろう》▲が判断して名づけたものらしい。全七十六図あるが、同じ品種が複数回登場し、重複を避けて数えた結果、五十九種が描かれていた。この五十九種と『本草図譜』の花銘を比較した結果、『本草図譜』の「礒あらし」「かも川」「小まち《〔町〕》」「白たへ《〔妙〕》」「すずかけ《〔鈴懸〕》」「たがそで《〔誰袖〕》」「玉川ちどり《〔千鳥〕》」「ひなつる《〔雛鶴〕》」「八重もみじ《〔紅葉〕》」「やまつばき《〔山椿〕》」「大和さんかい」の十一種類が黒田家の図譜と一致した。黒田家『山茶譜』から『本草図譜』への引用は思ったより少なく、灌園が取捨選択していた点がわかる。

さらに『本草図譜』と『古今要覧稿』を比較して、黒田家『山茶譜』や加藤伊勢守の「百椿図」など出典がわかる花銘と同じ花を排除していけば、残った花が「或人」のものと判断できると考えた。ところが、「百椿図」からの写しは『本草図譜』にはまったく登場せず、弥三郎が培養した「をきのなみ《〔沖波〕》」「かごしま《〔鹿児嶋〕》」「上つま《〔妻〕》」「からにしき《〔唐錦〕》」「白たき《〔滝〕》」「関もり《〔守〕》」「たまだれ《〔玉垂〕》」「たまてばこ《〔玉手箱〕》」「はごろも《〔羽衣〕》」

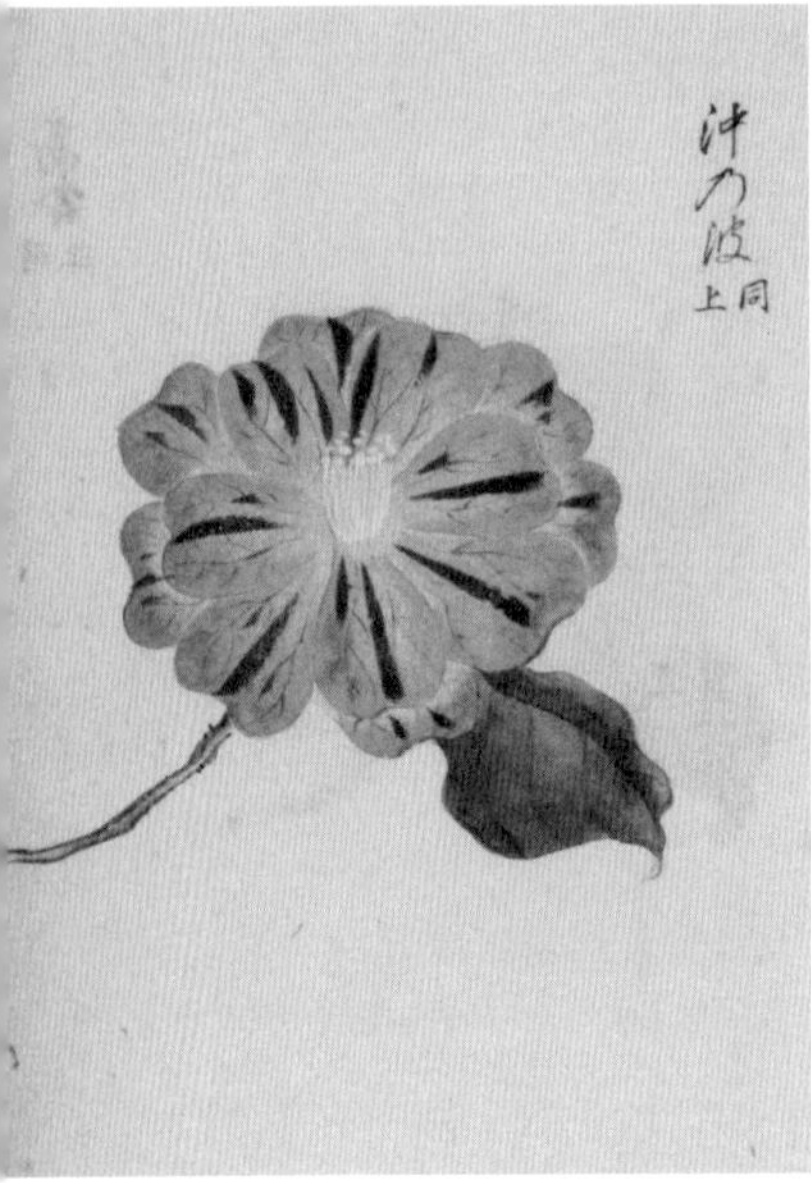

図12　『古今要覧稿』「沖の波」

「卜《ぼく》はん〔伴〕」「ものかは」の十一種を数えるのみであった。このうち「沖の波」は、図12『古今要覧稿』と図13『本草図譜』を比較すると、同じ花でも『古今要覧稿』では上から、『本草図譜』では横から描いており、それぞれ構図が異なる。これこそ実物を目の前にして写生した証拠であり、写しではなく希少性が高いと判断して両方の図譜に掲載決定をくだした灌園の意思が感じられる。

以上から、灌園が『本草図譜』で参照した椿の図譜の持ち主には、名前がわかっていない第三の人物がいることになる。あるいは複数かもしれない。試みに『古今要覧稿』『黒田公山茶図』『本草図譜』から重複を除いた花銘を数えたところ二百六十二種となり、ここから一種類の図譜だけに単独記載があった花銘が『古今要覧稿』は百四十七種、『黒田公山茶図』は四十八種、『本草図譜』は四十三種、計二百三十八種の多数にのぼった。『古今』と『黒田』の成立年の前後関係は不明であるが、最後に成立した『本草図譜』制作にあたって、灌園は加藤伊勢守の花をすべて無視して、四十三種もの花を他所から探したことになる。

松・桜・梅は、和歌山紀伊浦の松、旗桜、臥龍梅など、開かれた公共の空間で見られる、名所と植物が結びつい

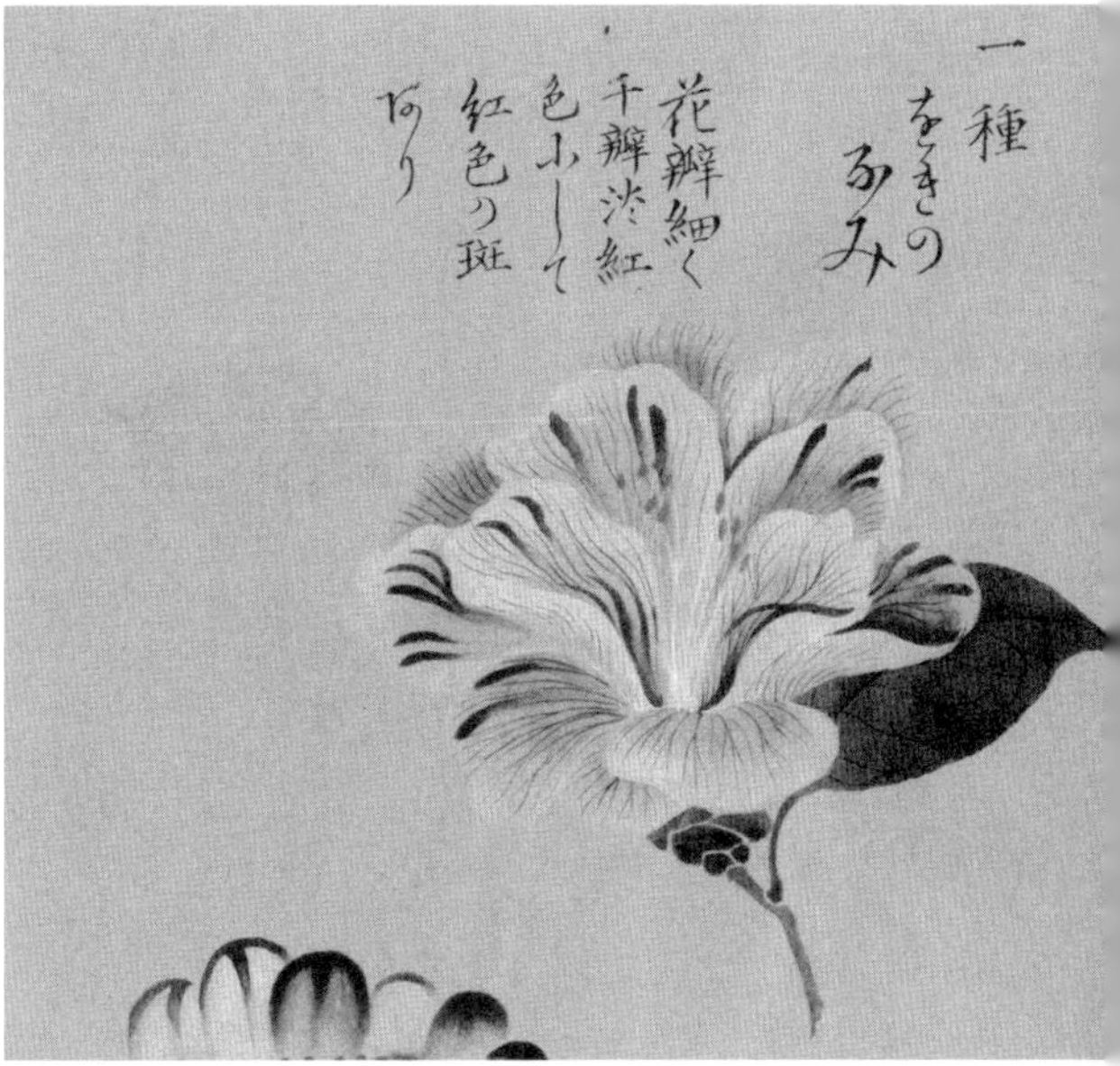
一種
をきのなみ
花瓣細く
千瓣淡紅
色にして
紅色の斑
あり

図13 『本草図譜』「をきのなみ」

た個体の紹介も多かった。しかし、椿では愛好家が図譜として保管するなど、個人的な嗜好が強くなり、何人もの協力者の手を借りて図化し、植物の種類によって図譜の制作過程に差異があった。

朝顔——流行

朝顔は、第百十六冊のみで、草木部第百四十六—百四十七巻、成立年代は、すべて天保六年九月である。図があるのは第百四十六巻のみで、「牽牛子《けんごし》」「猩々紅《しょうじょうこう》」「袴着《はかまぎ》」「采請咲《さいうけざき》」「星月夜《ほしづくよ》」「三重絞《みえしぼり》」「梅咲《うめざき》」「撫子咲《なでしこざき》」「井《い》出《で》の里《さと》」「小形筒長《つつなが》」「菊咲《きくざき》」「桜咲《さくらざき》」「牡丹咲《ぼたんざき》」「台咲獅子《だいざきしし》」「切《き》レ咲芭蕉葉《ざきばしようば》」「桔梗咲鳳凰葉《ききようざきほうおうば》」「小形切咲《きれざき》」「桔梗咲《ききようざき》」「龍胆咲《りんどうざき》」「孔雀《くじやく》」「巻絹《まきぎぬ》」「石畳《いしだたみ》」「采咲《さいざき》」「糸咲《いとざき》」「丁香茄《ちようしあさかほ》」の二十五図である。

朝顔はこれまで紹介した植物と異なり、描いた対象について、誰々の所蔵品、あるいはどこかの名所を写したという具体的な解説はない。愛好家の秘蔵品を特別に写すという姿勢が、朝顔には見当たらないのである。この理由には、朝顔が一年草であり、種子を結ぶゆえに来年も同じ花を期待できる点、そして花銘が幾種類も名づけられる変化朝顔▲が市井《しせい》に流行していたので写生の機会に恵まれた点が挙げられる。

『古今要覧稿』の朝顔図のうち、「牽牛子」は常体の朝顔、「丁香茄」は朝鮮朝顔なので、変化朝顔の花銘は、二十三種である。本史料の完成時、天保六年九月は変化朝顔が一時的に衰退した時期に相当する。その花銘を見ると、これより後の嘉永・安政（一八四八―六〇）の第二次流行期▲に、葉色・葉形状・花色・花形状・咲き方の順で名づけた命名法とは異なるとわかる。つまり朝顔の第一次流行期である文化・文政期（一八〇四―三〇）の花銘にのっとっており、『古今要覧稿』完成年である天保六年当時よりもう少し前に描かれた可能性がある。同じ灌園の著書、文政七年序刊『武《ぶ》江産物志《こうさんぶつし》』（第四章参照）には、当時江戸で流行していた変化朝顔の花形の変種を二十種、葉形や茎形の変種を二十六種列挙する。このうち、「孔雀」「梅咲」「桔梗咲」「采咲」「牡丹咲」「龍胆咲」「糸咲」「巻絹」

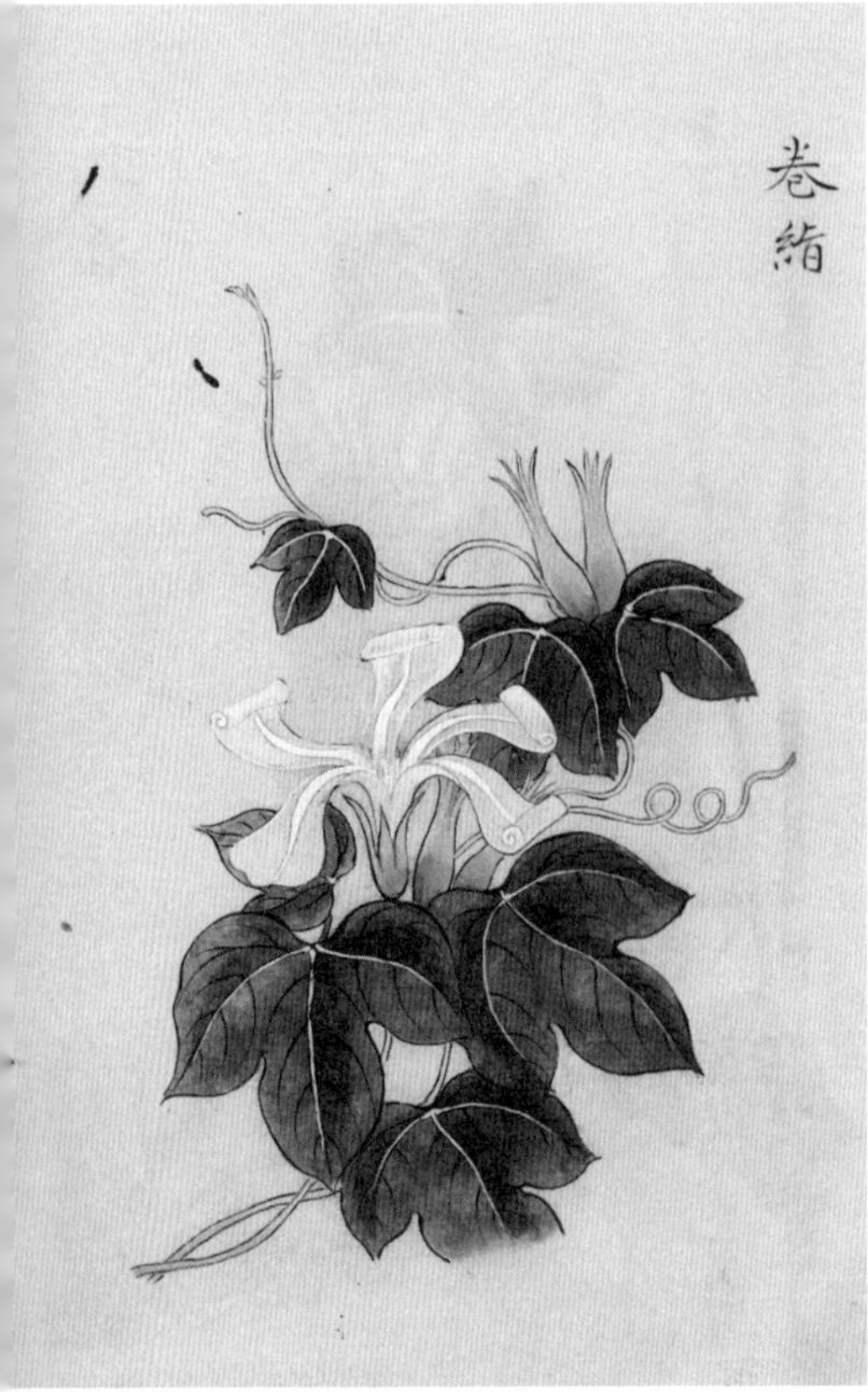

図14　巻絹（『古今要覧稿』）

変化朝顔　遺伝子変異を起こして、葉や花が通常と異なる朝顔の総称。江戸時代から流行し、現在でも栽培されている。

変化朝顔の流行　流行の変遷については、平野恵「江戸の朝顔――変化朝顔流行の歴史」（『歳時記学』二号、二〇一〇年）、同『十九世紀日本の園芸文化』、国立歴史民俗博物館『伝統の朝顔Ⅲ』（二〇〇〇年）などを参照。

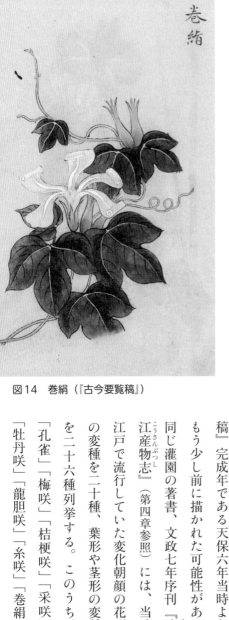

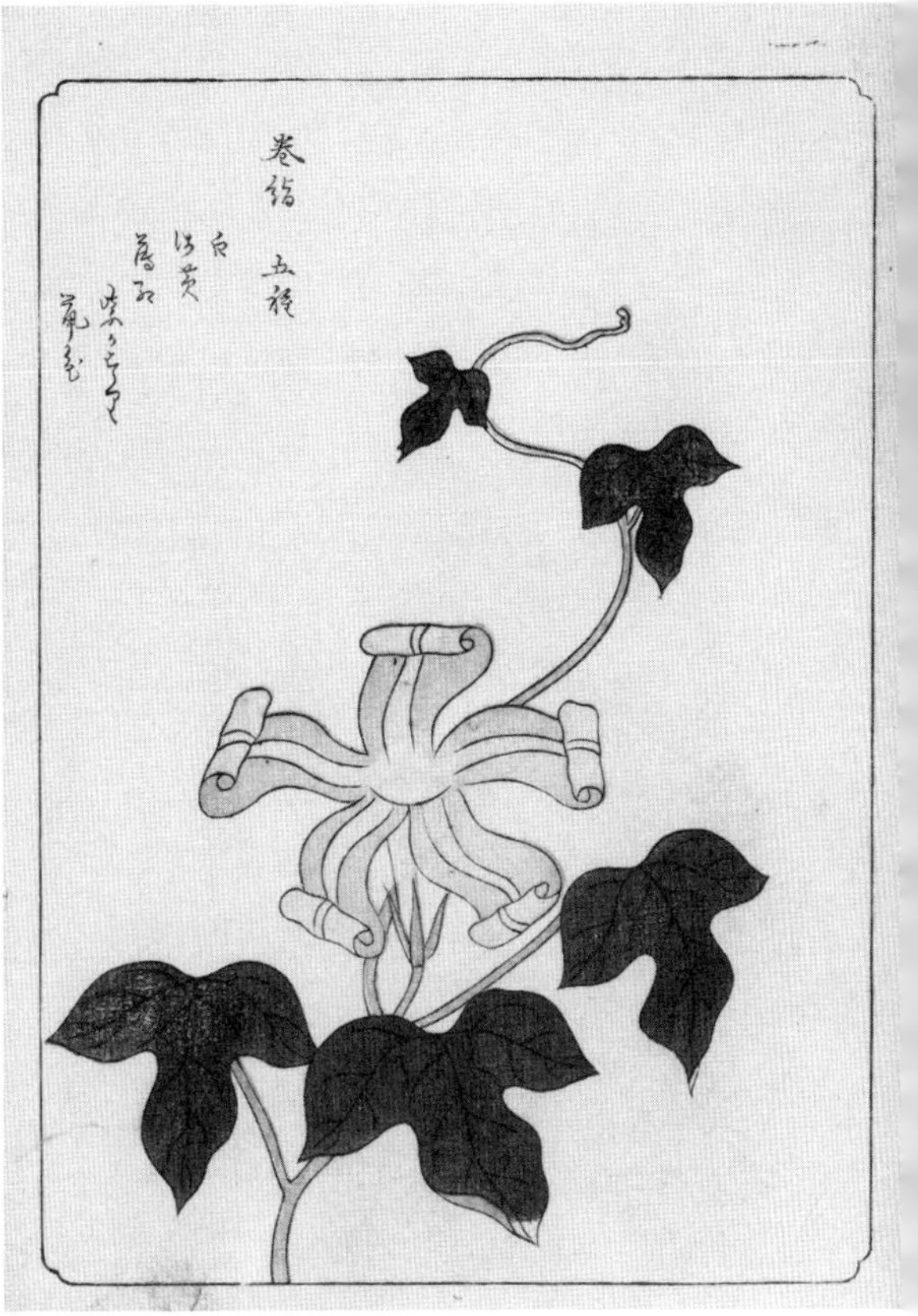

図15　巻絹（『あさがほ叢』）

巻絹　軸に巻き付けた絹の反物をいう。この形状と花弁の先端が巻いているのが似ていることから名づけられたと考えられる。また能の演目にもある。

「鳳凰葉」の九種が、『古今要覧稿』と重複する。牡丹や桔梗の名を冠す「〇〇咲」といった名称は、固有名詞としての花銘がまだ確立していない過渡期を示しており、とりあえず他の植物になぞらえて名づけた、流行の初期段階ととらえられる。一方で、花変わりの一つ「巻絹《まきぎぬ》▲」は雅《みやび》やかな名を持つが、『古今要覧稿』では白花に描かれ（図14）、文化十四年発行の朝顔図譜『あさがほ叢《そう》』では、薄紅色に描かれている（図15）。傍らには、「巻絹　五種／白／浅黄／薄紅／紫かはり／鼠色」と白も含めた五種類の花色が記される。『あさがほ叢』は、情報が多く一部重複するが九十六図が描かれ、「牡丹咲」「石花」など後にも使われる咲き方の名称のほか、「四季の友」「時雨笠」「七福神」など雅やかな固有名詞の花銘も多い。

　成立は、『あさがほ叢』が最も古く、次いで『武江産物志』、そして『古今要覧稿』となる。『武江産物志』は『あさがほ叢』と重複が多いが、花形と葉形に分け、固有の花銘を避ける傾向にある。『古今要覧稿』はどちらとも重複が少なく、固有名詞的な花銘は「猩々紅」「袴着」「星月夜」「井出の里」「巻絹」の五点であるが、『あさがほ叢』と重複するのは「巻絹」のみである。また、文化十五年刊『丁丑朝顔譜《ていちゆうあさがおふ》』でも「井出の里」が一致するのみで、他の三点の花銘を作者・灌園が知るには、当時江戸で開催された品評会に出かけて記録するしか術《すべ》はなかったと考えてよかろう。

『古今要覧稿』の朝顔は、印刷された図譜からの転写ではなく、実際に灌園自身が見て写生したと結論づけられる。その際、花銘がない個体の場合は、後の流行期には使わない「芭蕉葉」「小形筒長」といった呼び方をした。第一次流行期である文化・文政期のことである。なお、花銘をそぎ落とした『武江産物志』の内容は、灌園自身が、葉と花の組み合わせで植物の形態を把握しようとした科学的思考のあらわれといえる。

蓮——図の多さ

蓮は、第百二十八冊のみ、草木部第百八十二—百八十四巻、成立年月日は、すべて天保十二年八月十六日である。図があるのは第百八十二巻と百八十四巻で、「荷銭《かせん》」「藕荷《ぐうか》」「紅蓮《ぐれん》」「同上異種」「同上」「異種」「白蓮《びやくれん》」「同上」「或画家所図」「張秋穀消夏三友所画」「敗荷《はいか》」「藕《ぐう》」「同上　藕を裁切したる形状」「蓮実《れんじつ》切て薏《よく》を出せる形状」「実生《みしょう》」「双頭蓮《そうとうれん》」「つまべに［爪紅］」「同上黄暈蓮」「毎葉蓮《まいようれん》」「芍《しゃく》薬蓮《やくれん》」「（無題白蓮）」「（湘妃蓮《しょうひれん》）」「湘妃蓮」「蜀紅蓮《しょくこうれん》」「斑蓮《はんれん》」「天竺斑蓮《てんじくはんれん》」「錦辺《きんへん》蓮《れん》」「不忍池《しのばずのいけの》蓮」の二十八図である。

岩崎灌園と蓮といえば、『本草図譜』に多数ある松平定信の『浴恩園蓮譜《よくおんえんれんぷ》』からの転写が注目される。ところが、『古今要覧稿』には定信はおろか特定の人物の名がまったくあらわれず、転写図二例を除き、花銘の列挙が続いた。

そもそも蓮という植物は、灌園以前の本草学者、たとえば幕府医官の渋江長伯《しぶえちょうはく》▲は『西園蓮譜《せいえんれんぷ》』を著しているが、内容は中国の文献の写しばかりで図はない。こうした点を改善しようとしたのか、『古今要覧稿』や『本草図譜』における蓮は図が多く、江戸時代における蓮図の全体に占める残存率の低さとは対照的である。

『古今要覧稿』の図のうち、「双頭蓮」「毎葉蓮」「湘妃蓮」「不忍池蓮」▲「蜀紅蓮」の五点は『本草図譜』でも描かれる。『本草図譜』の蓮は水果部に分類され、大名等に配布が完了した年は、天保十三年の灌園没年より後の弘化元年（一八四四）である。ゆえに『本草図譜』も『古今要覧稿』も蓮の場合は、ほぼ同じ時期に制作された可能性は高い。「双頭蓮」は志村氏蔵図、「毎葉蓮」「不忍池（斑）蓮」「蜀紅蓮」は「白川（河）侯」すなわち松平定信の図より転写したもので、

渋江長伯　一七六〇—一八三〇年。幕府医官。巣鴨薬園では綿羊《めんよう》を牧養《ぼくよう》し、綿毛の刈取に成功した。蝦夷地採薬の折には紀行文・標本を残し、物産政策に寄与した。『西園蓮譜』『西園蕈譜《じんぷ》』など、一つの植物を対象にした写本がある。

不忍池蓮　『本草図譜』では「不忍池斑蓮」と表記されている。

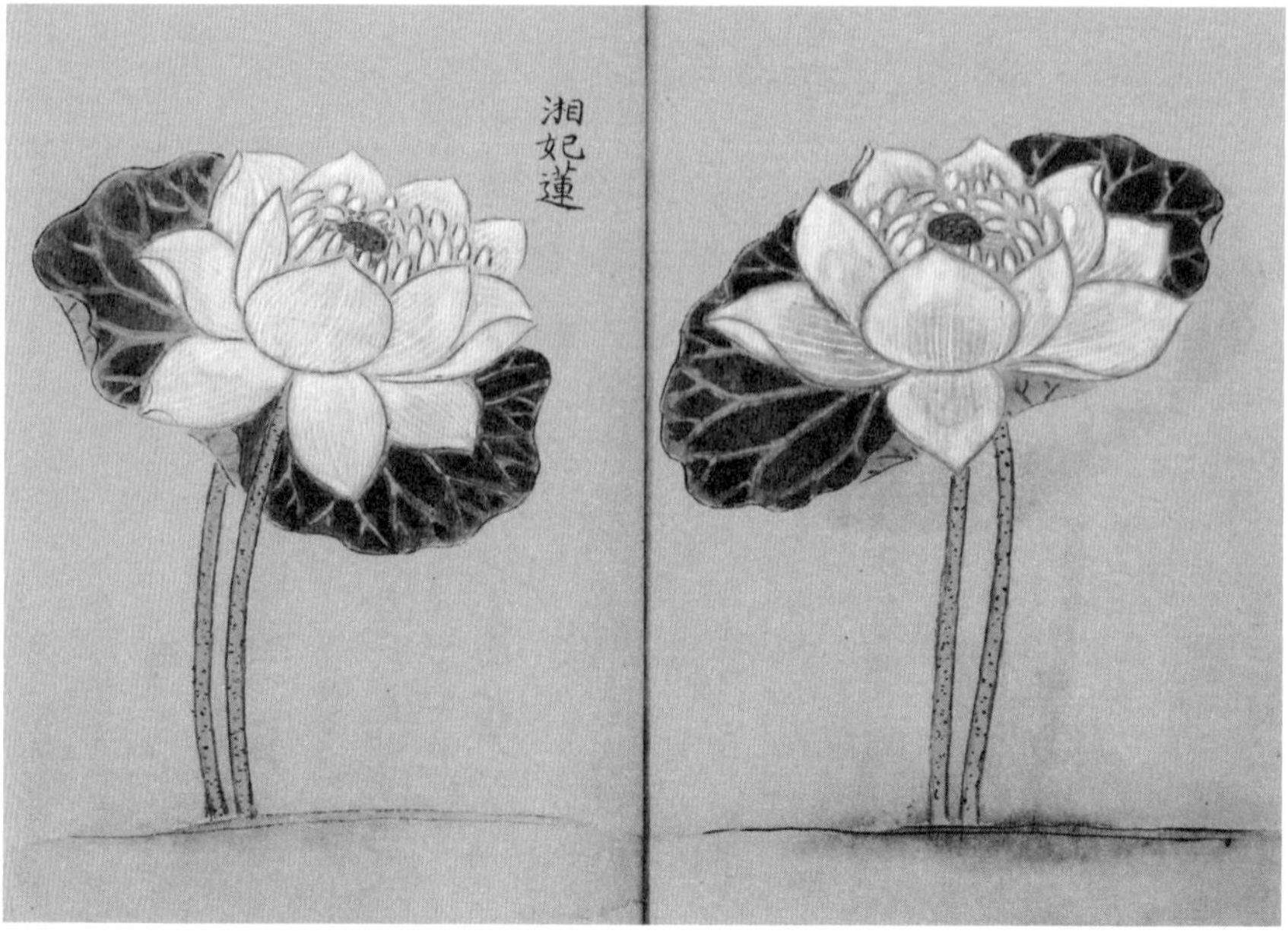

図16　湘妃蓮（『古今要覧稿』）

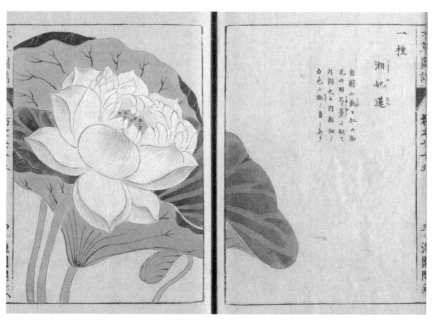

図17　湘妃蓮（『本草図譜』巻75）

「湘妃蓮」は、自園、つまり谷中にあった灌園の自宅の庭で培養された実物の写生である。いずれも『古今要覧稿』そのままの図様が『本草図譜』に反映されている。ただし、「湘妃蓮」のみ、『古今要覧稿』では左右二方向から似たような二図を描くが、『本草図譜』では一図にそぎ落とした（図16・17）。このことは、『古今要覧稿』の方が前に描かれている証拠であろう。

以上駆け足で、『古今要覧稿』の図を見てきた。岩崎灌園の園芸への志向性がよくあらわれ、他の著作と比較することで、別の個体を探して描いた点、葉や花で分類を試みた点、灰色の背景紙の使用や背景の省略などバラエティに富んだ図の描写法等々、灌園のあくなき探究心が明らかになった。同時に、百科事典でもある本書に、新たな史料価値、園芸文化の側面を付与できたと考える。

『弘賢随筆』――『古今要覧稿』執筆陣の勉強会

最後に、『古今要覧稿』執筆陣による勉強会の記録『弘賢随筆《こうけんずいひつ》』を紹介したい。『弘賢随筆』は屋代弘賢の随筆とされているが、実は研究会「三五《さんご》会《かい》」の記録を綴った書物である。メンバーは、屋代弘賢、曲亭馬琴《きょくていばきん》▲、檜山坦斎《ひやまたんさい》▲、石井盛時《もりとき》、池野好謙、志村知孝《ともたか》、三輪正賢《まさかた》、大河戸儀成、山本清任、本山正義、榊原長行、橋本常彦、松井英信、栗原信充《のぶみつ》▲、岩崎灌園が常連であった。このうち屋代・池野・

曲亭馬琴　一七六七―一八四八年。本名滝沢解《とく》。戯作者。代表作に『椿《ちん》説弓張月《せつゆみはりづき》』『南総里見《なんそうさとみ》八犬伝《はっけんでん》』。

檜山坦斎　一七七四―一八四二年。国学者。書画の知識に優れ、茶人としても著名であった。代表作に『花《か》押譜《おうふ》』『皇朝名画拾遺《こうちょうめいがしゅうい》』。

栗原信充　一七九四―一八七〇年。国学者。有職故実に詳しく、『武器《ぶき》袖鏡《そでかがみ》』『刀剣図考』などを著す。「長《ちょう》生舎主人《せいしゃしゅじん》」の名で『金生樹譜《きんせいじゅふ》』シリーズの園芸書も執筆している。

石井・志村・栗原と灌園が、『古今要覧稿』執筆陣と重複する。

このように灌園と関連深い書物なので、二、三記事を紹介したい。これまで植物の記述に限定してきたので、以下では動物の例を掲げた。

巻十九には、蟻の襲撃の観察記録がある。あたかも『ファーブル昆虫記▲』を彷彿させる内容で、どことは記さないがじっくりと観察しているので、自宅の庭の可能性が高い。

［前略］余、今茲親《ここにしたし》く是を見るに、一つの穴の巣に卵をうみたるを二三拾間、或は壱町も先の別の蟻知りて、毎時申の刻頃不意にかの敵方の蟻、数万疋の内、先手四五疋来り。穴の内へ入んとするによりて、みかた《味方》の蟻たる地へ出向てこれを必死にふせぐ。或はくみ合て死するもあり。其内追々数万の蟻おしよせ、多勢に無勢にてかなわず、終《つい》に卵をうばわれ《奪》、み《味》方の蟻せんかたなく其辺の土を持来り、穴へ落して穴を俄《にわか》に埋《うずめ》、卵をかくし、又敵をも入《いれ》まじとすれども、小勢ゆへ穴をうづめ《埋》るにも力及ばず。其内に皆卵をうばわれたり。扨《さて》、敵の蟻、件《くだん》の卵をうばい、己の穴へ運び込、食物となし、白き皮のみ残して穴の外へ出し置也▲。

『ファーブル昆虫記』 一八七九年から一九〇七年にわたって逐次刊行された、フランスの生物学者J・H・ファーブル（一八二三―一九一五）の著作。全十巻。科学また文学の双方から高く評価されている。

大意 私は、今ここに自ら蟻を観察した。一つの巣穴での産卵の事実を二、三十間（三六・四―五四・六メートル）か、または一町（一〇九メートル）も先の別の巣穴の蟻が知っていて、毎日申《さる》の刻頃（午後四時頃）、不意に産卵していない敵方の蟻の数万匹の内の先鋒として四、五匹の蟻がやって来た。巣穴の中へ入ろうとするので、味方の蟻がここへ出向いて必死に防ぐ。あるいは組み合って死ぬこともある。そのうちに数万の蟻が押し寄せてきて、多勢に無勢であるためにかなわず、ついに卵を奪われてしまう。味方の蟻は、しかたなく付近の土を持ちこんで巣穴へ落として穴を急いで埋めて卵を隠し、また敵をも入れないようにとするけれども、小勢ゆえに穴を埋めるにも力が及ばず、次第にすべて卵を奪われてしまった。こうして、敵の蟻は卵を奪い、自分たちの巣穴へ運び込んで、食料とし、卵の白皮だけ残して巣穴の外へ出した。

縄張り争いの結果、巣は乗っ取られ、穴を埋めて卵を隠そうとしても隠し切れずすべて奪われ、奪われた卵は、白皮を残して食料となったと、何とも残酷な結末まで書き記す。

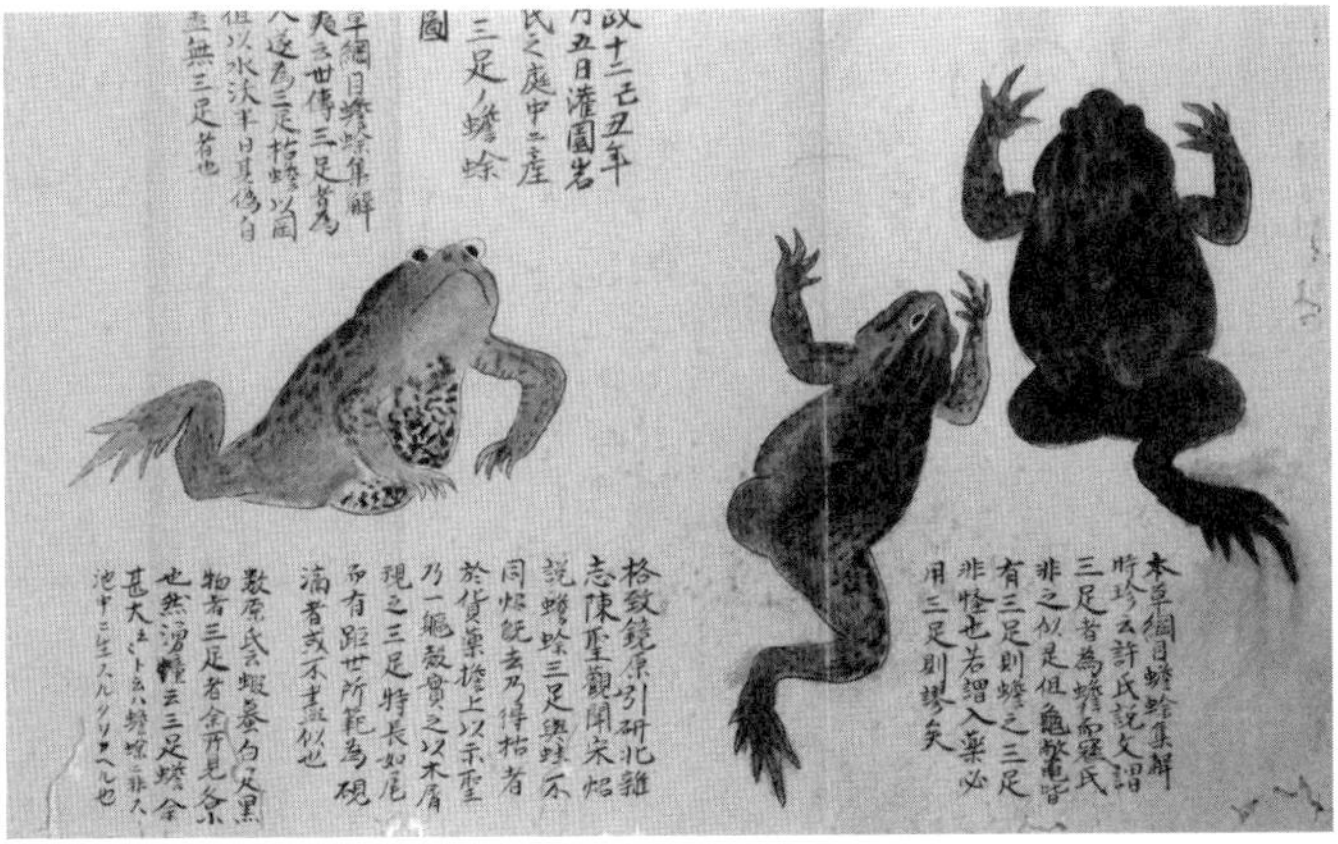

図18　『弘賢随筆』巻35　蛙

また、巻三十五にある、文政十二年（一八二九）庭で生まれた三匹のヒキガエルの報告も興味深い。図18のとおり、足が三本の奇形の蛙で、図の周囲には、びっしりと文字がつらなり、『本草綱目』▲など中国の文献から三本足の蛙の記事を探し出して引用している。

『弘賢随筆』の記事を、『古今要覧稿』に反映した例▲は少ない。しかしながら、こうした研究会活動における知識の蓄積と執筆者同士の刺激が、書物の内容にお互いに影響を与えていたのは間違いない。

『本草綱目』　中国の本草書。明の李《り》時珍《じちん》著。一五九六年刊。日本には、慶長十二年（一六〇七）伝来し、近世本草学に多大な影響を与えた。

『弘賢随筆』記事の反映例　『弘賢随筆』第十九冊の灌園による「船繋《ふなつなぎ》松《まつ》」に関する記事は、栗原信充（長生舎主人）著『金生樹譜別録』の「太田道灌斎《おおたどうかんさい》船繋松」の記事に影響を与えたという事例もある。前掲『十九世紀日本の園芸文化』第二部第一章参照。

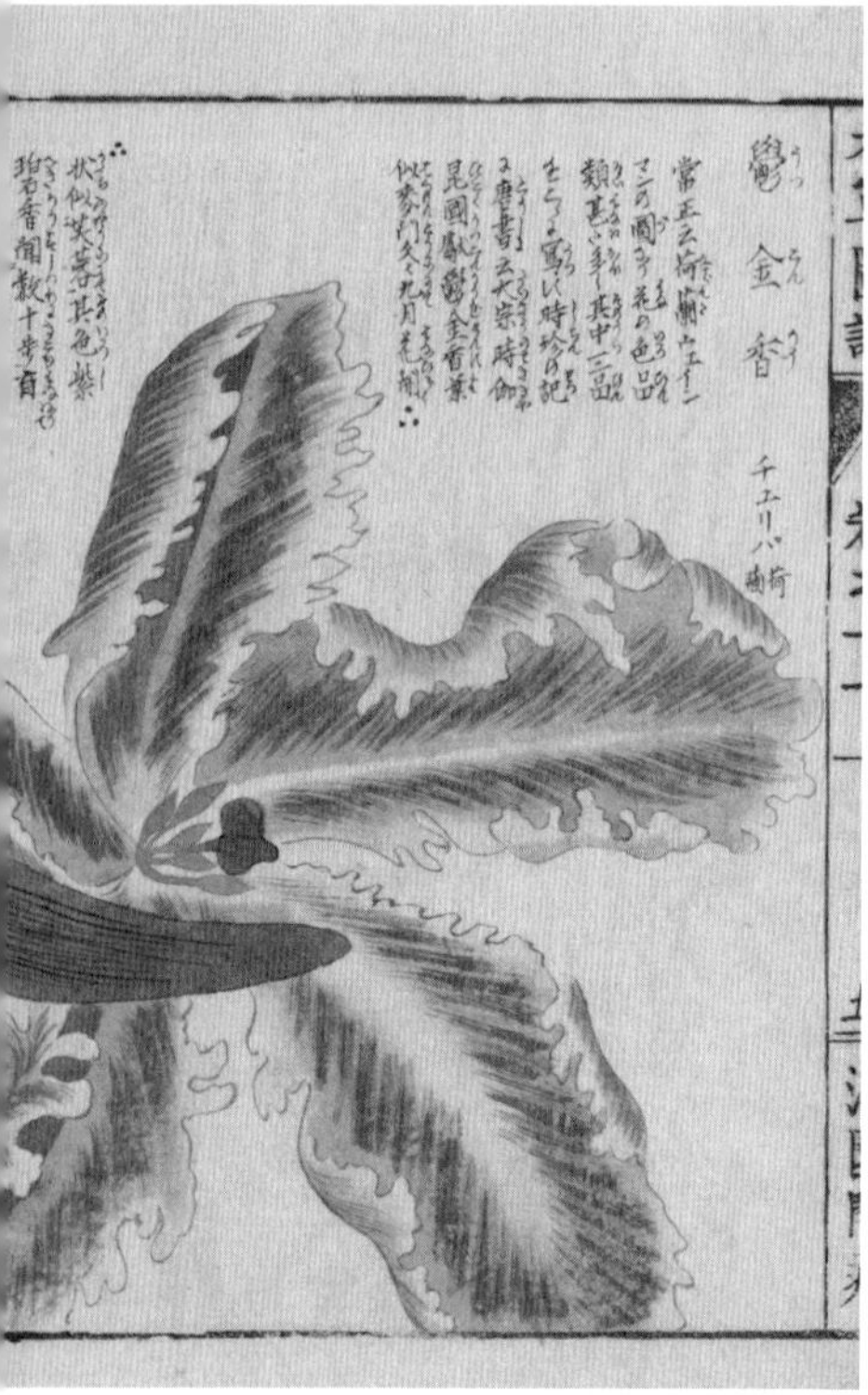

二▼日本で初めての彩色植物図鑑『本草図譜』

彩色画にこだわる

灌園の代表作『本草図譜』は、全九十二冊（巻五―巻九十六）におよぶ大部なもので、明治・大正時代以降も再三にわたり復刻を繰り返したロングセラーである。江戸時代における本格的な植物図譜の嚆矢《こうし》ともなれば、当然であろう。『本草図譜』には、前身にあたる書物『本草図説』が存在する。文章はなく植物だけの写生図譜で、文政元年（一八一八）に六十巻七十六冊（現存は六十九冊）が幕府に提出された。この評判がよかったので、『本草図譜』制作にとりかかったのである。

『本草図譜』は文政十一年に完成し、巻五―巻十は、文政十三年（天保元年（一八

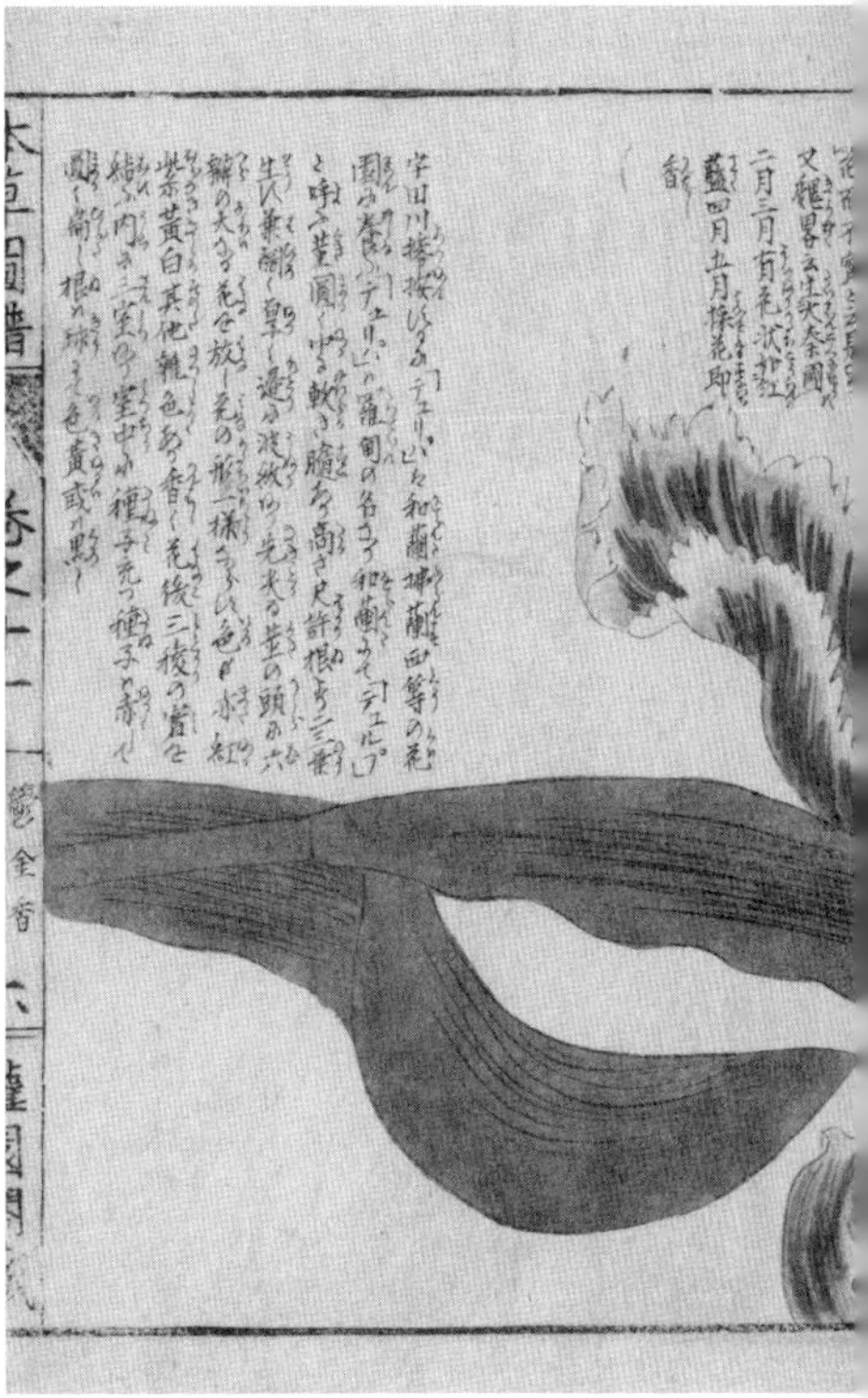
図19　『本草図譜』巻11　チュリパ

三〇）に墨刷本《すみずりぼん》が刊行された。続巻は手彩色による美本に仕立て、昌平坂学問所や医学館、諸大名に注文を取ったうえで配本されていった。配本一覧の一部を記した『本草図譜記』が、国会図書館に所蔵されている。

諸本のうち比較的平易に閲覧できるのは、国会図書館のデジタルコレクションの図である。請求記号【に―25】の『本草図譜』は、巻頭に「田安府芸堂印」印があることから、御三卿《ごさんきょう》の一家、田安《たやす》家旧蔵とわかり、美本が揃う。ただし、全巻が田安家旧蔵ではなく、椿が描かれる巻二十一は、第一丁表に「明治十五年五月廿三日　本館写生」とあり、模写である点など注意を要する。

『本草図譜』は、はじめ黒一色の墨刷として出板されたが、植物の真の姿を写すには色が必要として、あらためてすべて着色した書物を制作した。植物の描き方にも新しい試みが見られ、見開き一丁（現代でいえば二頁）にわたって一図を完成させる描法を多用した。図19のチューリップ図はその一例である。これによって半丁（一頁）で一図を構成していた従来の図の二倍の大きさになり、迫力ある画面でかつ細部にも目が届くようになった。現代に生きる私たちは、色彩に注目しがちであるが、描き方に革新性がある点も見逃してはならない。これまでの本草書は文字主体であったのに対し、『本草図譜』は絵が主体の新しい形態であったから、図と文がともに重要要素を構成する、現代の植物図鑑とは異なる。しかしこの点を、科学的でないという意見はナンセンスである。文主体の本草書への反論として、灌園は図主体の書物という新しい分野を開拓したのである。そして印刷費が安くて普及しやすい墨刷の刊本の形態をあえて採用せず、手間がかかる筆写本、しかも色を加えた彩色図譜を目指し、『本草図譜』完成の挙を実行に移した。以下では、特徴を列挙し、時代を先取りした新しさを再発見する。

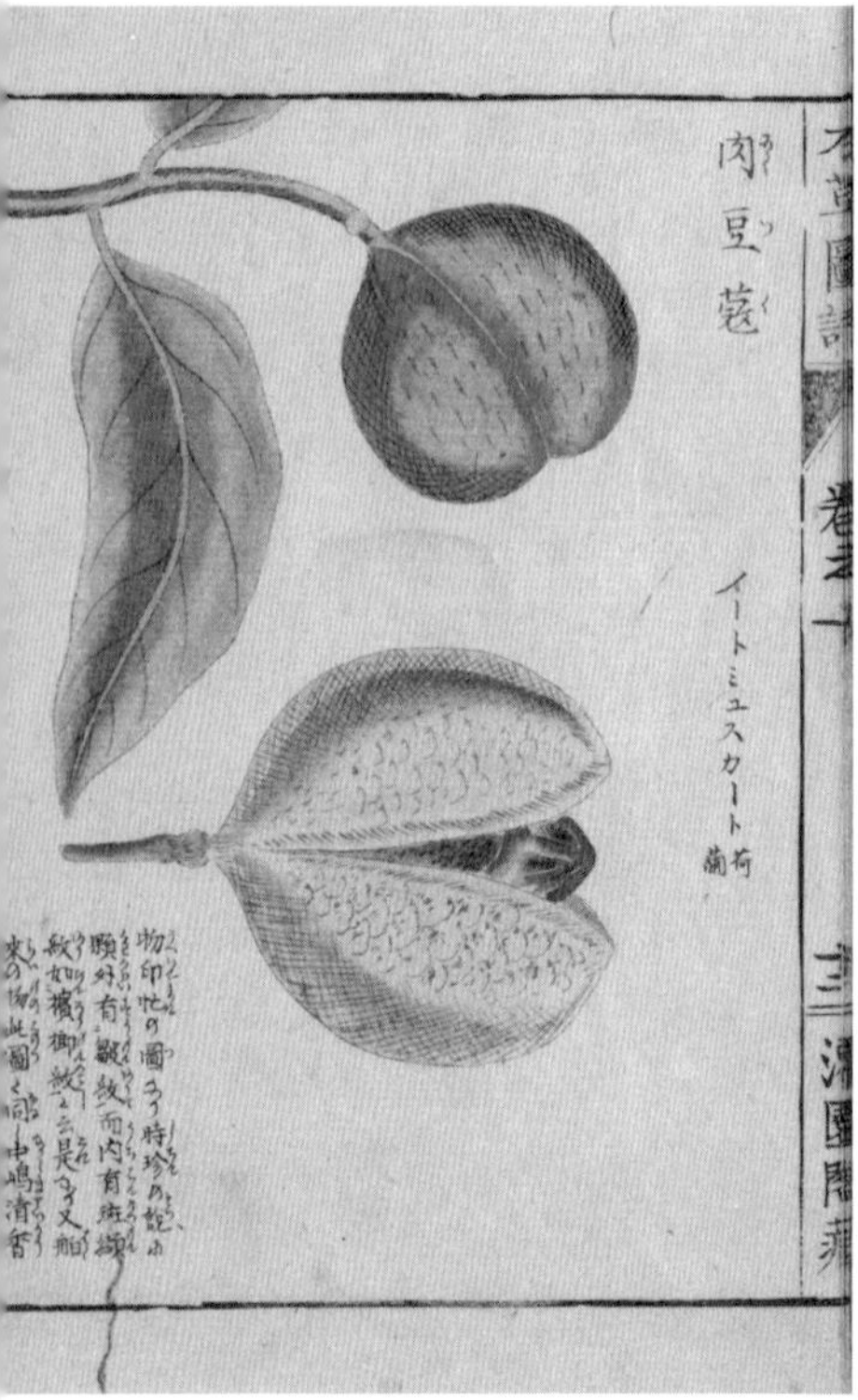

洋書の引用

『本草図譜』には、十八世紀ドイツのJ・W・ウェインマン▲の図の写しが多数見受けられる。文化十年（一八一三）、蘭学者・宇田川《うだがわ》榕庵《ようあん》、巣鴨の植木屋・斎田《さいだ》弥三《やさぶ》郎《ろう》、そして灌園は、宇田川玄真《げんしん》▲の江戸の自宅において、ウェインマンの手になる銅版

J・W・ウェインマン　一六八三—一七四一年。ドイツの薬種商、Johann Wilhelm Weinmann。現在の表記ではワインマン。

宇田川玄真　一七六九—一八三四年。蘭学者。宇田川榕庵の養父。

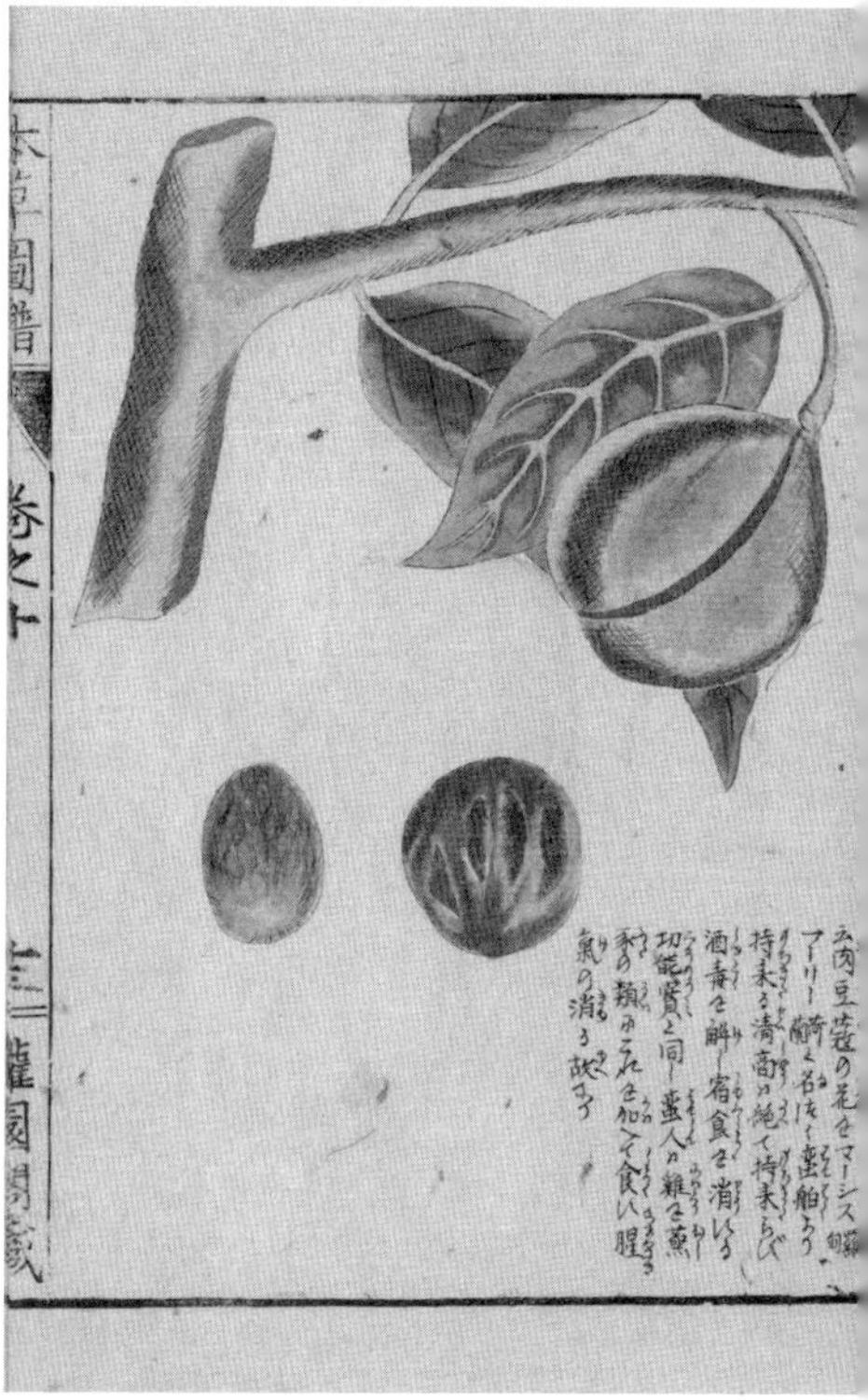

図20　『本草図譜』巻十　肉豆蔻

の植物図譜『薬用植物図譜』の勉強会を開き、灌園は図を転写し積極的に紹介した。西洋へのあこがれの中には、チューリップなど園芸品種への関心も高かったことが知られ、また当時の本草学が、西洋の博物書の影響を強く受けていたことを物語る。

巻十には、舶来の肉豆蔻《にくづく》▲を、「物印忙《ウエインマン》」▲の図と同じとして転写している（図20）。西洋画であるため、陰影が強調され、他の図とはまた異なる味わいがある。

物印忙《うへいんまん》の図なり。［中略］又舶来の物、此図と同じ。中嶋清香云、肉豆蔻の花をマーシス羅甸フーリー荷蘭と名づく。蛮舶《ばんはく》より持来る。清商《せいしやう》は絶《たへ》て持来らず。酒毒を解《け》し、宿食《しゆくしよく》▲を消する功能、実と同じ。蛮人は鶏を蒸《むし》、豕《ぶた》の類にこれを加へて食す。腥気《なまぐさきき》の消《きゆ》る故なり。

長崎の薬園掛・中嶋清香《せいこう》は、「羅甸《ラテン》」（ラテン名）と「荷蘭《オランダ》」（オランダ名）の双方を灌園に教え、西洋からは来るが中国からはもたらされない流通ルート、また

肉豆蔻　ニクズク科の常緑高木。インドネシア原産。種子をナツメグと呼び、香辛料として使われる。

物印忙　ウェインマンの漢字表記。

宿食　食べたものが消化しないで胃にたまること。

生臭さを消す調味料の知識を与え、灌園はその取材結果を必要として掲載した。また、中国からも渡来しない西洋の薬草に対する欲求が、図化の原動力となっている点がよくわかる事例である。

植物図譜完成への道

江戸時代の本草学者が心血を注いで目標としたのは、日本の動植鉱物の形状、薬効を記録して、人間生活に役立てる書物を完成することであった。第一章で述べた『古今要覧稿』にも同じ目的意識があった。十八世紀末に小野蘭山《らんざん》が『本草《ほんぞう》綱目啓蒙《こうもくけいもう》』において、完璧ではないとしても日本の動植鉱物の全国の方言を記録したのは、一時代を代表する偉大な業績である。そして蘭山がなしえなかった図鑑制作は、その門人にゆだねられ、十九世紀前半には優れた大著が複数登場した。その筆頭に登場した書物が、灌園の『本草図譜』である。

しかし、『本草図譜』には批判されるべき欠点もあった。旗本の馬場大助は、『本草図譜』の図に「伝写」が多くその「真を失う（写実性が失われる）」として、自分が実見したものを改めて図譜に仕立て、『群英類聚図譜《ぐんえいるいじゅうずふ》』と名づけた。全七十八冊で、『本草図譜』に劣らぬ出来栄えの、美しい書物である。『本草図譜』が同じ内容を何部も写して配本したのに対し、本書は一部限りである。宿紙《しゅくし》という

小野蘭山　一七二九—一八一〇年。本草学者。京都の人。七十歳の時に幕府に命じられて江戸医学館で本草学を講じ、諸国に採薬旅行に出かけた。『本草綱目啓蒙』が代表作。

『本草綱目啓蒙』　小野蘭山著。初板は、享和三年（一八〇三）で、その後版を重ねた。体裁は、中国の『本草綱目』の解説書であるが、和漢の名称、方言を多数列挙し、自説を加えた豊富な内容を誇る。

伝写　写し取ったものをさらに転写すること。

『群英類聚図譜』　武田科学振興財団杏雨書屋蔵。

武田昌次　?—?年。幕臣、官僚。幕府旗本時代は、塚原昌義と名乗っていたが、幕末にアメリカに亡命し、帰国後は、武田昌次と改名し、文部省・内務省にて博覧会業務に従事した。蜜蜂の繁殖に成功した人物として知られている。樋口雄彦「塚原昌義と武田昌次——物産学を学びアメ

灰色の背景紙に繊細緻密な図を丁寧に描き、文字も原稿用紙に書いたごとく、等間隔で細かな楷書体で記す。ただし、背景が濃い灰色のため文字は判読しにくい。宿紙や白い花弁を表現した胡粉《ごふん》など、高価な画材をふんだんに使用して採算は度外視していた。石高二千石の旗本ならではの仕事である。また、『本草図譜』が天保年間を最後に記述が終わるのに対し、『群英類聚図譜』は、弘化年間に西洋より渡来したクローバーや、嘉永二年（一八四九）に本土で初めて結実した龍眼《りゅうがん》など、より新しい情報がそこかしこに見られる。しかし残念ながら、明治初年に一部の官僚、武田昌次《しょうじ》▲、田中芳男《よしお》▲の意見を記した貼紙が時折見られる程度で、『本草図譜』ほど多数の人が目にする機会は少なく、その存在が広く認識されることはなかった。

　その後、安政三年（一八五六）から文久二年（一八六二）にかけて大垣藩医・飯《いい》沼慾斎《ぬまよくさい》▲が『草木図説』を著し、これは江戸時代の植物図鑑の集大成となった。本史料を全国的に有名にしたのは、明治時代の復刻である。明治八年（一八七五）、田中芳男・小野職愨《もとよし》▲増訂になる復刻版が刊行され、さらに明治四十年から大正二年（一九一三）にかけて植物学者・牧野富太郎▲による再訂増補版が刊行された。どちらも草部のみであったが、『草木図説』の名は明治時代以降普及したといってよいであろう▲。

リカへ亡命した旗本」（洋学史学会『洋学』二二号、二〇一四年）を参照。

田中芳男　一八三八—一九一六年。博物学者、官僚。文久元年（一八六一）幕府の蕃書調所の物産方に勤め、パリ万博に参加した。明治維新後は、文部省・内務省・農商務省で博覧会や博物館業務に従事した。著書は『有用植物図説』など。

飯沼慾斎　一七八二—一八六五年。医師、本草学者。小野蘭山門人。美濃大垣藩藩医。代表作『草木図説』はリンネ分類法による植物図鑑として名高い。

小野職愨　一八三八—一八九〇年。官僚、植物学者。小野蘭山の玄孫。文部省にて博物教育に尽力した。著作に『毒品便覧』『植学訳筌』『植学浅解』など。

牧野富太郎　一八六二―一九五七年。植物分類学者。独学で植物学を修め、多数の新種に命名した。代表作は『牧野日本植物図鑑』。故郷高知に「高知県立牧野植物園」、晩年住んだ東京都練馬区に「牧野記念庭園」があり、採取した標本が首都大学東京内「牧野標本館」に所蔵される。

どちらも草部のみ……　長い間、未刊であった木部は、保育社から昭和五十二年（一九七七）に刊行された。

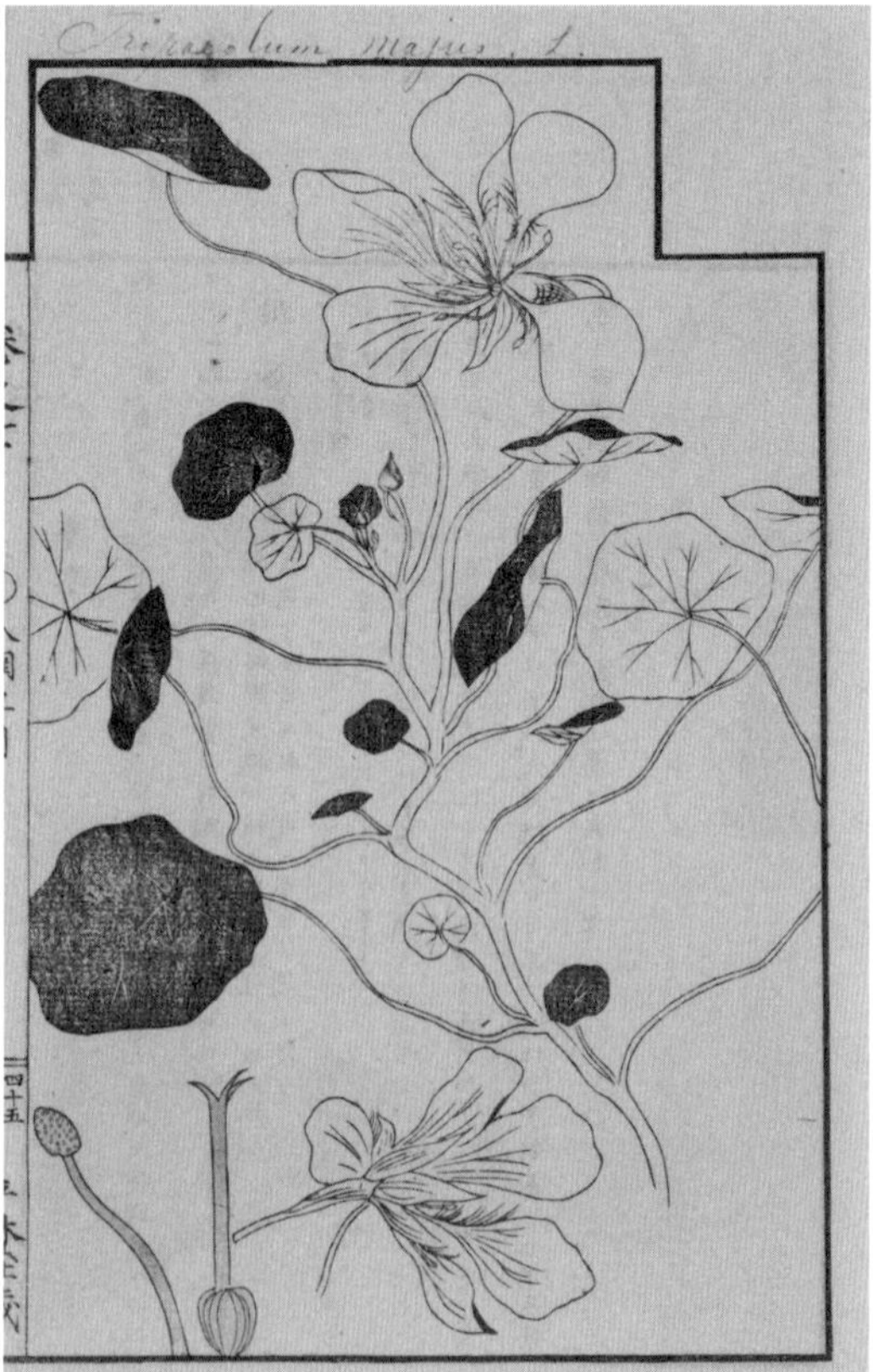

図21　『草木図説』巻7　ナスタチウム

『草木図説』は基本は墨刷だが、部分的に彩色をほどこす。長方形の匡郭《きょうかく》（枠線）を上部に飛び出させることによって全体像を描く（図21）など、灌園同様従来の書物の印刷のルールから外れても、植物の真の姿を描こうとした。

見出しが漢名でなく和名である点、ラテン名を付す点、リンネの分類法に沿った内容など近代的な要素を持つ。『本草図譜』が図をもって植物の形態を示すのが主眼であったのに対し、図・文章ともに植物の形態をよく表現する。この方式は、昭和十五年（一九四〇）に完成した『牧野日本植物図鑑▲』に大いに参考になったと考えられる。明治時代以降、日本の植物図鑑は何度も刊行を試みられるが、すべて途中で頓挫《とんざ》し、『本草図譜』『群英類聚図譜』『草木図説』のように完結したものはなく、ようやく『牧野植物図鑑』がこれを果たした。

『草木図説』が江戸時代植物図鑑の最高峰であるのは間違いなく、漢字分類ではなく、学名を基準とし、洋書を参照した近代的な図譜である。しかし、先行する図譜の存在があってこそ、初めてリンネ式分類への関心が高まったといえる。『本草図譜』でもドドネウス▲、ウェインマンなどの洋書の模写は実施されており、図鑑として完成された『草木図説』よりも、こまごまとした取るに足らない記事を含み、園芸品種を多数描いた『本草図譜』の方が、人と植物の関わりを知る上では価値ある情報となっている。

明治・大正時代の復刻

『本草図譜』が現代でも有名なのは、大正時代の復刻版の普及に負うところが大きい。大正五年から十年まで、植物学者・白井光太郎が自らの蔵書と旧富山藩主の前田家蔵書を底本に、全巻の復刻を果たした。明治時代に何度も復刻されているが、全巻復刻はこれが初めてである。巻末に「本草図譜名疏《めいそ》」として、大沼《おおぬま》

『牧野日本植物図鑑』　昭和十五年（一九四〇）、北隆館刊。現代の植物図鑑のさきがけであり、江戸時代からの図譜の集大成ともいうべき書物。

ドドネウス　ドドネウス（Rembertus Dodonaeus, 一五一七―八五）著、一六一八年刊『草木誌』（Herbarius oft Cruydt-boeck）。蘭語版が日本に入って、盛んに本草学者や蘭学者によって引用された。

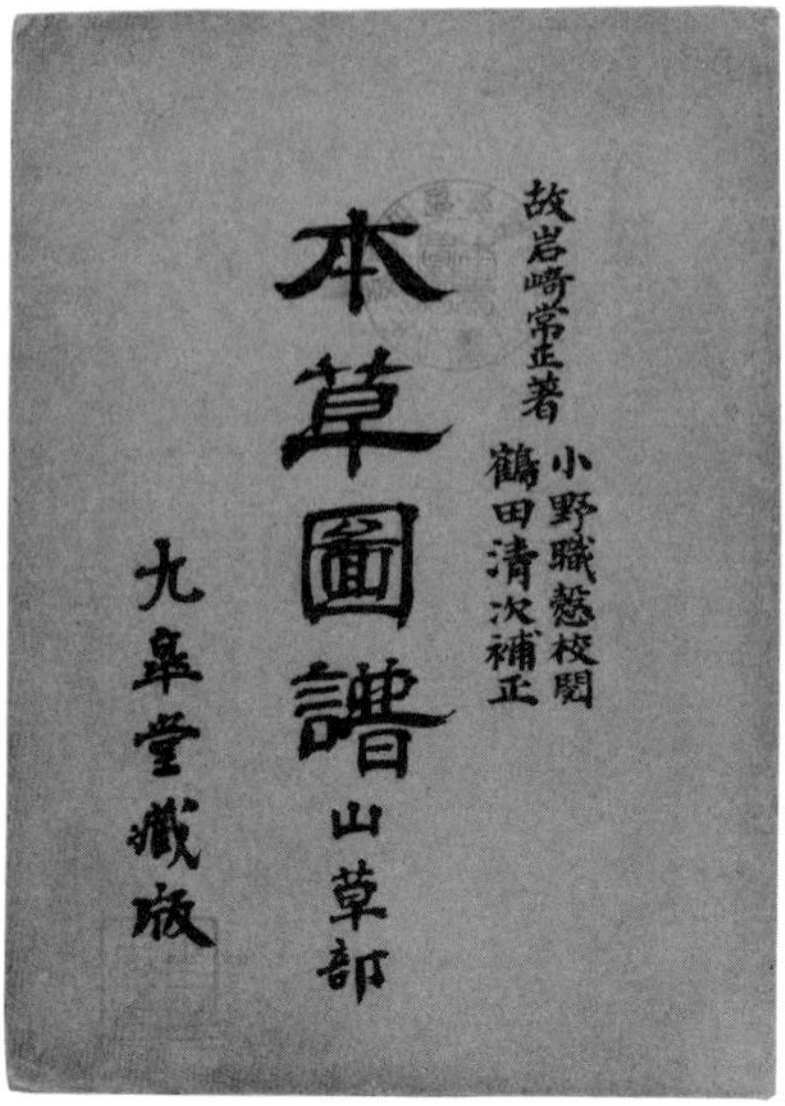

図22　『本草図譜』山草部　明治17年以降、九皐堂発行

宏平《こうへい》▲の学名校訂、白井光太郎の和名校訂が載る。

　これより前、明治十七年にも復刻がある。小野職愨《もとよし》校閲、灌園の門人・鶴田清次補正による印刷で、図は江戸時代本を転写した石版画である。今まで第一冊しか知られていなかったが、図22はその続刊にあたる。さらに明治三十六年には博文館から、四つ目綴じ、和紙に板木で印刷した和本の体裁で、文政十三年の墨刷と同じものが復刻された。

　図23は、十月二十四日付であるが年不詳の、印刷を請け負った発行者・岩村米太郎より白井光太郎に宛てた書簡の一部である。『本草図譜』大正版の復刻の直前、大正五年頃と考えられる。

　本草に就《つい》ては一方ならぬ御配慮を蒙り千万《せんばん》奉拝謝候。御恩借《ごおんしやく》の底本《ていほん》に拠《よ》り、更に改刻を命じ、謄写も悉《ことごとく》皆新たに致候に付て、画工及刷工《さつこう》の申候には、綴本《とじほん》にてはいかにも充分影写し難ければ、之をほぐして単葉《たんよう》のものとしてはあし《悪》かるべくやとの事に相談相受候《あいうけそうろう》。就ては刷工も座右に置て、一と色彩の工合を調査するに一枚づつのものとしてほし《欲》しとの希望に有之《これあり》。甚だ勝手《かって》

大沼宏平　一八五九―一九二七年。植物学者。福島県出身。

大意　本草（図譜）については、たいへんなご配慮をいただき、非常に

感謝しています。お借りした『本草図譜』の底本により、さらに改刻を命じて謄写作業もすべてみな新たに着手するにあたり、画工と印刷工が私に言うには、「綴じてある書籍では、どうしても充分な影写をするのが難しいので、この綴じを一度ばらして、一枚物として作業を進めるのはいかがでしょうか?」との相談を受けました。ついては印刷工も底本を身近に置いて、一つ一つの色彩の細部まで調査するうえで、ぜひ一枚ずつにして作業したいとの希望があります。こちらの都合ではありますが、汚れなどの注意はもちろんのこと、用が済めば、元の状態の冊子体に製本し直して返却いたし、これらの責任は一切私が負うべきものでありますので、なにとぞ右の段、お許しいただきたく思います。なお、(白井光太郎と)面識のない印刷工に「原稿挿み留」を持たせご自宅にうかがわせます。同人からもよく事情を聴きとっていただいたうえで、ぜひお許しいただくよう、ひとえにお願い申し上げます。

間ケ敷《まがしき》事に候へ共《そうらえども》、汚点等の注意は勿論、用済之程は原修冊の通り製本致し御返璧可申上《ごへんぺきもうしあぐべく》、夫等《それら》の責任は一切私に於て負可《おうべき》よし候間《そうろうあいだ》、何卒《なにとぞ》右之段御許可相成度《あいなりたく》、猶《な》ほ不存《ぞんぜず》印刷工に「原稿挿《はさ》み留《どめ》」持伺《うかが》はせ候。同人よりもよく御聴取之上、御仁免《じんめん》之程偏《ほどひとえ》に奉希上候《ねがいあげたてまつりそうろう》。▲

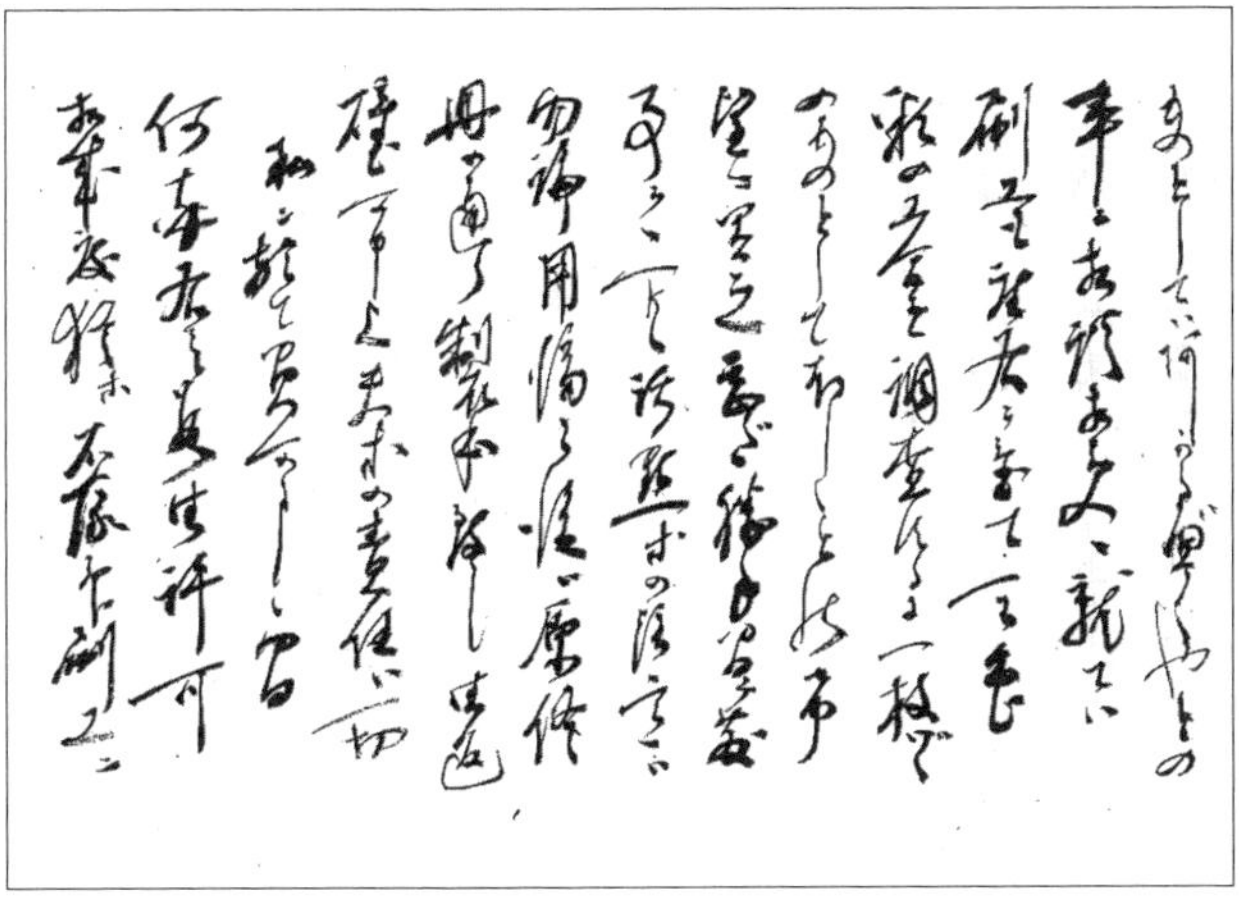

図23　岩村米太郎書簡(部分)

冊子体の状態では原本どおりに謄《とう》写《しゃ》できないので、綴じ紐を切って一枚物の状態にさせてほしいとの依頼である。また元の状態に戻すので是非ともお願いしたいとの旨が記され、どのような形状か不明だが、「原稿挿み留」を持って印刷工を遣わすとある。たしかに複数の巻を同時に作業していたら、丁付《ちょうづけ》(現代では頁の表記)があっても一度ばらしてしまうと元の順番が狂う可能性がある。それを防ぐための「原稿挿み留」であろう。当時の制作苦労がしのばれる書簡である。本書簡は、国会図書館蔵、明治三十六年の博文館発行『本草図譜』の袋綴じ部分に挿入されていたもので、旧蔵者は白井光太郎である。

地域史料としての『本草図譜』

『本草図譜』は、植物学または美術資料としての価値はある程度認識されているが、以下では、次の二点に絞って今まで指摘されなかった特質を述べたい。一つは、地域史料としての限定的な性格、もう一つは、広範囲にわたる協力者の存在である。

　岩崎灌園が後半生を過ごしたのは谷中であり、幕府の下級役人であるため、遠方への旅行や遠隔地への赴任もかなわず、日常の行動範囲は、ここを拠点として、ごく限られた地域に限定されていた。そのため、『本草図譜』に掲載される地名もま

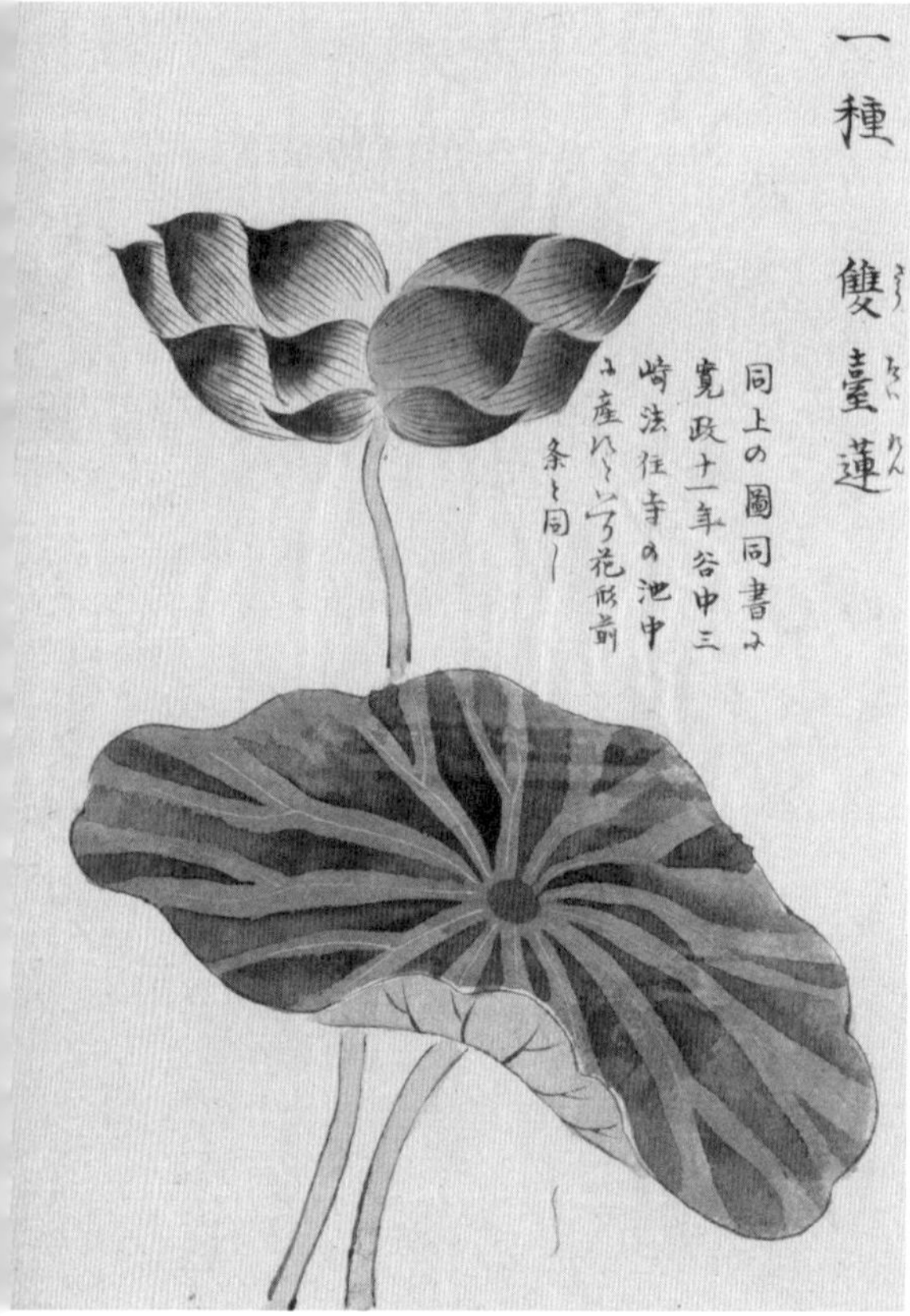

図24　『本草図譜』巻75　双台蓮

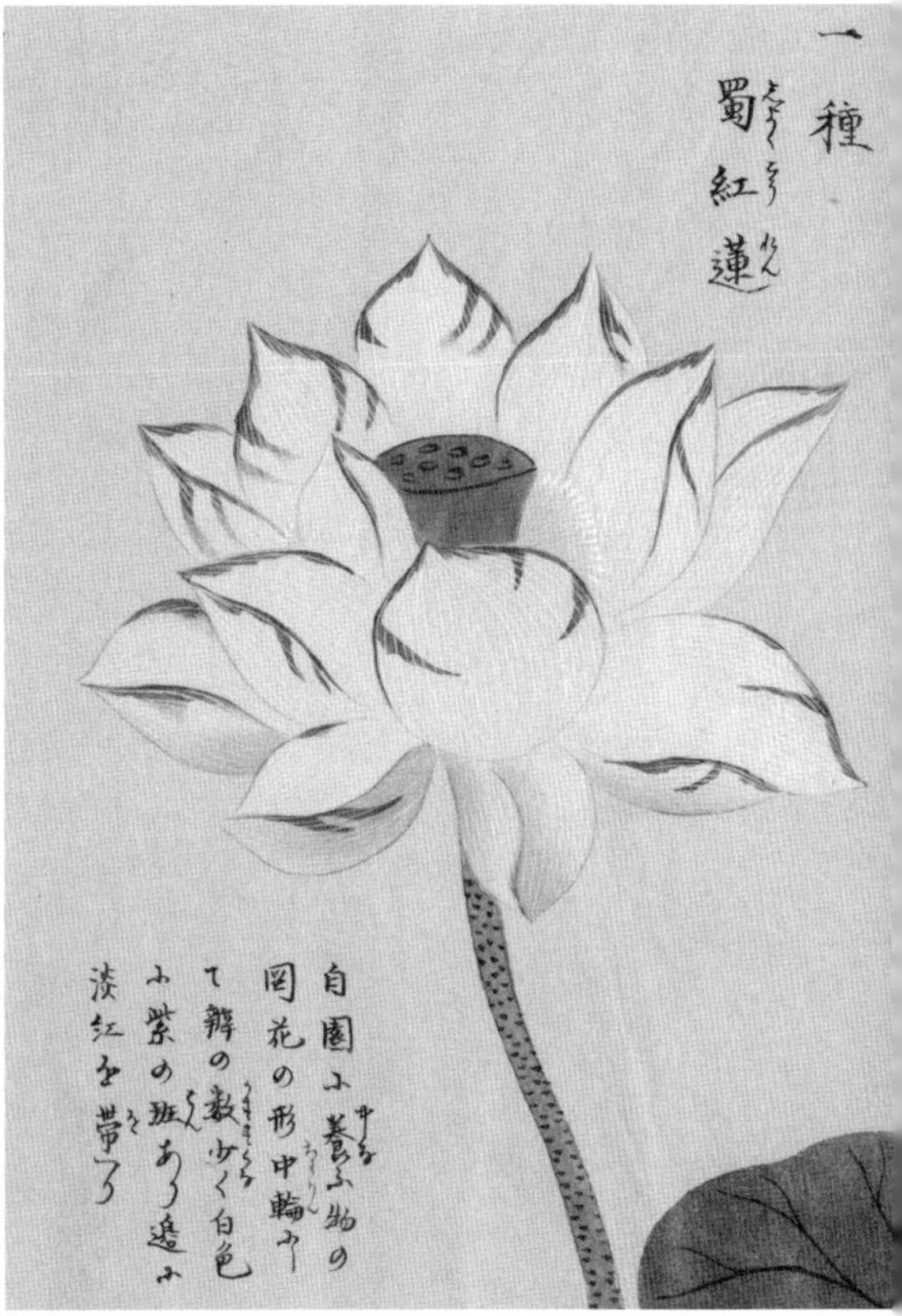

図25　『本草図譜』巻74　蜀紅蓮

た、特定の地域に限られる結果となった。

最も多いのは、自宅の庭における観察記録である。図24は、灌園の住居から三軒北にあった谷中三崎法住寺▲の池で、寛政十一年（一七九九）に開花した蓮である。図25は、「自《じ》園《えん》に養」うと記す蓮である。蓮に関しては、他人の所蔵図の転写も多かったにもかかわらず、実物の写生にも意欲を見せている。

また巻九十二には、文政元年七月、種を蒔いて芽生えた木綿の苗の図が描かれ、寒くなって枯れてしまったとの記載がある。

谷中ショウガ

近年、小松菜、練馬大根、内藤トウガラシ、三河島菜、千住葱《ねぎ》、寺島茄子《なす》など、地名を冠した伝統野菜が注目されている。谷中ショウガもその一つであるが、江

法住寺　昭和十年に法受寺と改め、東京都足立区に移転した。

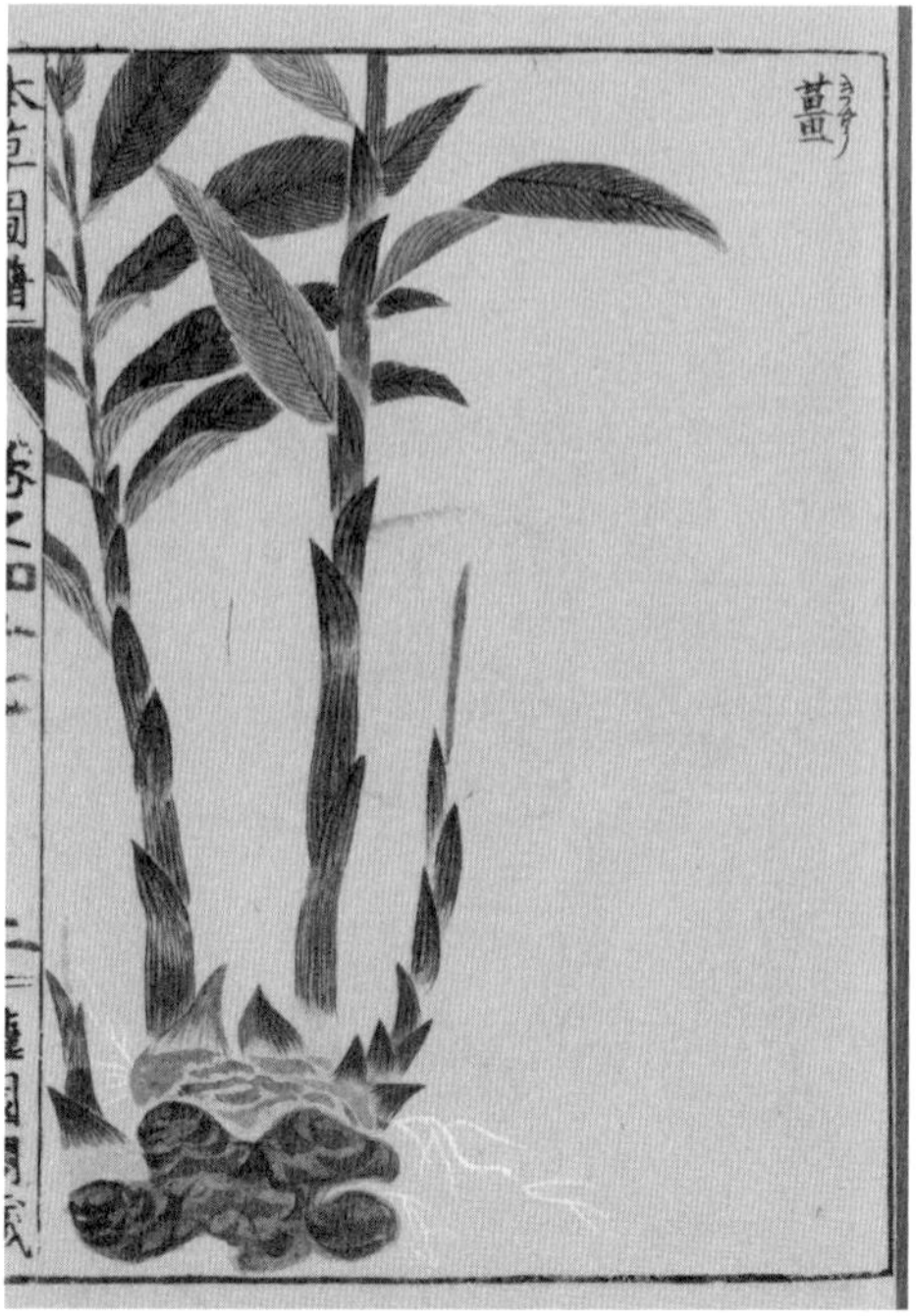

図26 『本草図譜』巻47 薑

戸時代の栽培記事は少なく、実態はほとんどわかっていない。『本草図譜』には、巻四十七に「薑《きょう》」としてショウガの記事があり（図26）、「武州千住又根岸にて多く作る」とある。千住や根岸で作ると書かれ、谷中の語はない。根岸も千住も、灌園の居住地から五キロメートルに満たない徒歩圏内である。

灌園の『草木育種』（第三章参照）下巻「薑」の項にも、土壌についての記事、「山の土に種ショウガを植えるとよい」がある。ショウガの生育には、保水力のある肥沃な土壌が適しているので、武蔵野台地の東の外縁部の崖《がけ》の稜線沿いで「山の土」を有す谷中は、まさに絶好の土地柄だったとわかる。同じ理由で、上野の崖際《がけぎわ》である根岸も栽培に適していた。

『武江産物志』（第四章参照）にも野菜類の項に「生薑」とあり、産地は「谷中／赤山《あかやま》」と二つの地名が併記される。赤山は、現在の埼玉県川口市の地名を指し、江戸から遠く離れた地であるため、「赤山」は塊茎（ショウガの種イモ）の産地と考えられる。

千住　現、東京都荒川区南千住・同足立区千住付近。

根岸　現、東京都台東区根岸。

種イモについては、明治四年二月、名古屋から上京してきたばかりの植物学者・伊藤圭介▲の日記に次のとおり書き留められる。

武州
トシマ〔豊島〕郡
谷中　生姜
　名物也。
ヤナカセウガ
壱根トイヘドモ、切レドモ筋ナシ。軟カ也。コノタネハ、外ヨリ来ルノヲ谷中ニテウエル也。

「外から来る」と、谷中以外の地から種イモがもたらされたことが記されており、『武江産物志』にある赤山がこの「外」に相当しよう。根の途中で切っても筋がなく柔らかであるとあり、私たちが普段口にする谷中ショウガの特徴と同一である。なお、「谷中ショウガ」という呼称は、江戸時代の文献ではまだ見たことがなく、今のところ本史料が初出である。

伊藤圭介　一八〇三―一九〇一年。尾張藩医。本草結社・嘗百社《しょうひゃくしゃ》の一員。文久元年（一八六一）、物産所創設のため、江戸に赴任した。明治維新後は、小石川植物園などに勤務し、明治二十一年、日本初の理学博士号を取得した。日記は名古屋市東山植物園所蔵。

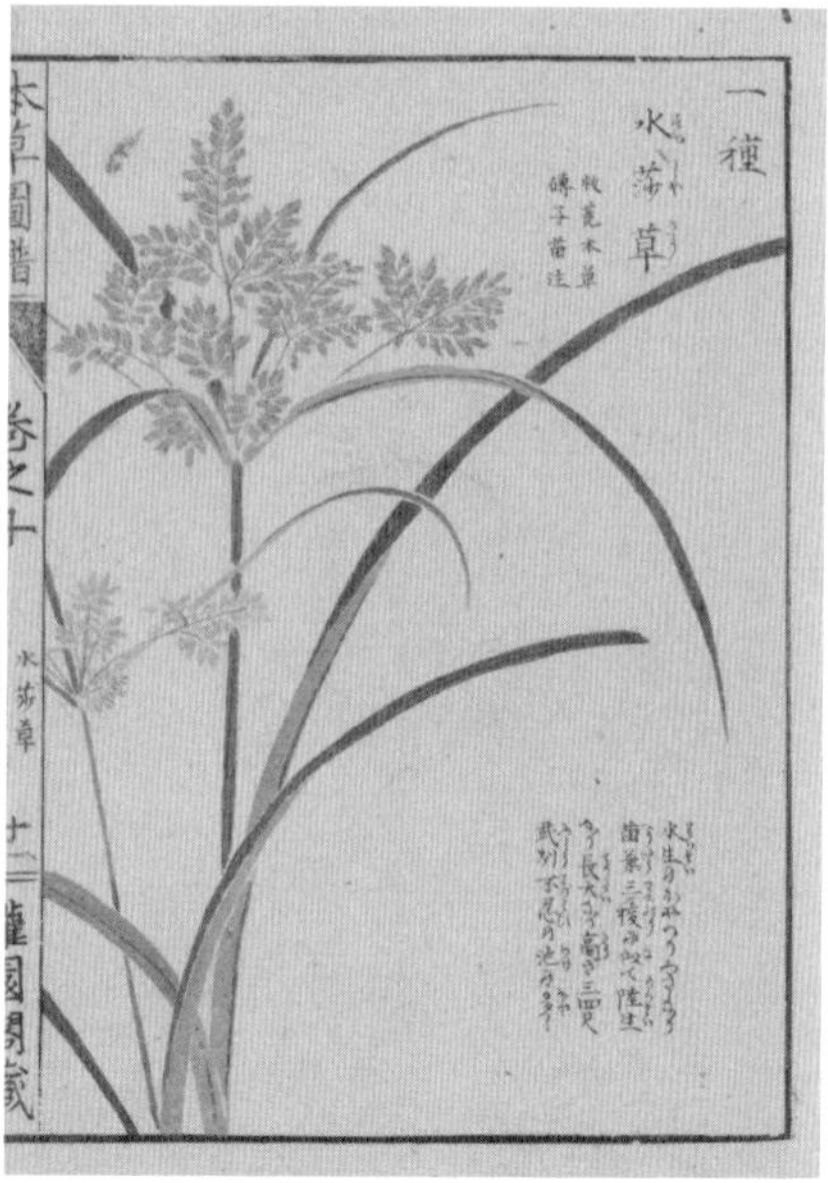

図27　『本草図譜』巻10　カンエンガヤツリ

道灌山

道灌山《どうかんやま》▲は、荒川区西日暮里の小高い山で、南東は上野、北西は西ヶ原へと続く丘陵では最も標高が高く、本草学者の本分である「採薬《さいやく》」のメッカとして知られる（第四章参照）。採薬とは、フィールド（山野）に出て、動・植・鉱物（植物が圧倒的に多い）を採集し、それを観察して記録する行為であり、「採薬記」というフィールド・ノートをともなう場合が多い。道灌山は、灌園の住居谷中に近い、自然が豊富な地であった。『本草図譜』には、ホテイソウ、黒レイシなど道灌山産の植物を多数掲載する。

後世に影響を与えた例がある。『本草図譜』巻十の芳草類には、

> 水生のかやつりぐさなり。苗葉三稜に似て陸生なり。長大なり。高さ三四尺。
> 武州不忍の池に多し。

と、灌園が自ら目撃して描いた不忍池《しのばずのいけ》に自生したカヤツリグサの記事がある（図27）。灌園住居から不忍池までは一・五キロメートル、日常の行動範囲内である。

道灌山　現、東京都荒川区西日暮里四丁目。

この記事を見た植物学者・牧野富太郎は、通常のカヤツリグサとは異なる種として、「カンエンガヤツリ」と命名した。灌園の名を顕彰して和名をつけたのである。さらに学名も「*Cyperus Iwasakii Makino*」として、灌園の姓「岩崎」を含め、彼に敬意を表している。

『本草図譜』制作に協力した人びと 1——本草学者

以下では、『本草図譜』から灌園と交流があったとわかる人物を見ていく。おおまかに、本草学者として有名な人物、本草癖がある大名や旗本、そして別の分野で著名な人物の三種類に分けられる。

【栗本丹洲《たんしゅう》】 幕府医官を務めた本草学者。瑞見《ずいけん》とも号した。実父は平賀源内▲の師・田村藍水《らんすい》▲。父譲りの実物観察に優れ、舶来品を多く所持し、その図を多くの学者に提供した。巻九十二、木綿の項に図を写させてもらった旨の記事がある。「同氏の図にして琉球に出する物といへり。葉の形、前条より大《[おおい]》に広く厚しといへり」とあり、木綿の項では、ほかに二品、栗本の図から転写する。

【曲直瀬正貞《まなせまささだ》】 巻八十六には、「真曲瀬氏」の所蔵になる舶来の巴豆《はづ》▲図が描かれる。「真曲瀬」は、「曲直瀬」の誤記で、幕府医官・曲直瀬正貞である。

平賀源内　一七二八―七九年。本草学者・戯作者。エレキテルの発明、鉱山の開発など、その業績は多数。

田村藍水　一七一八―七六年。本草学者。薬用人参の研究に従事。門人・平賀源内の進言により、わが国最初の物産会を江戸で開いた。

巴豆　トウダイグサ科の常緑小高木。台湾、中国南部、東南アジア原産。

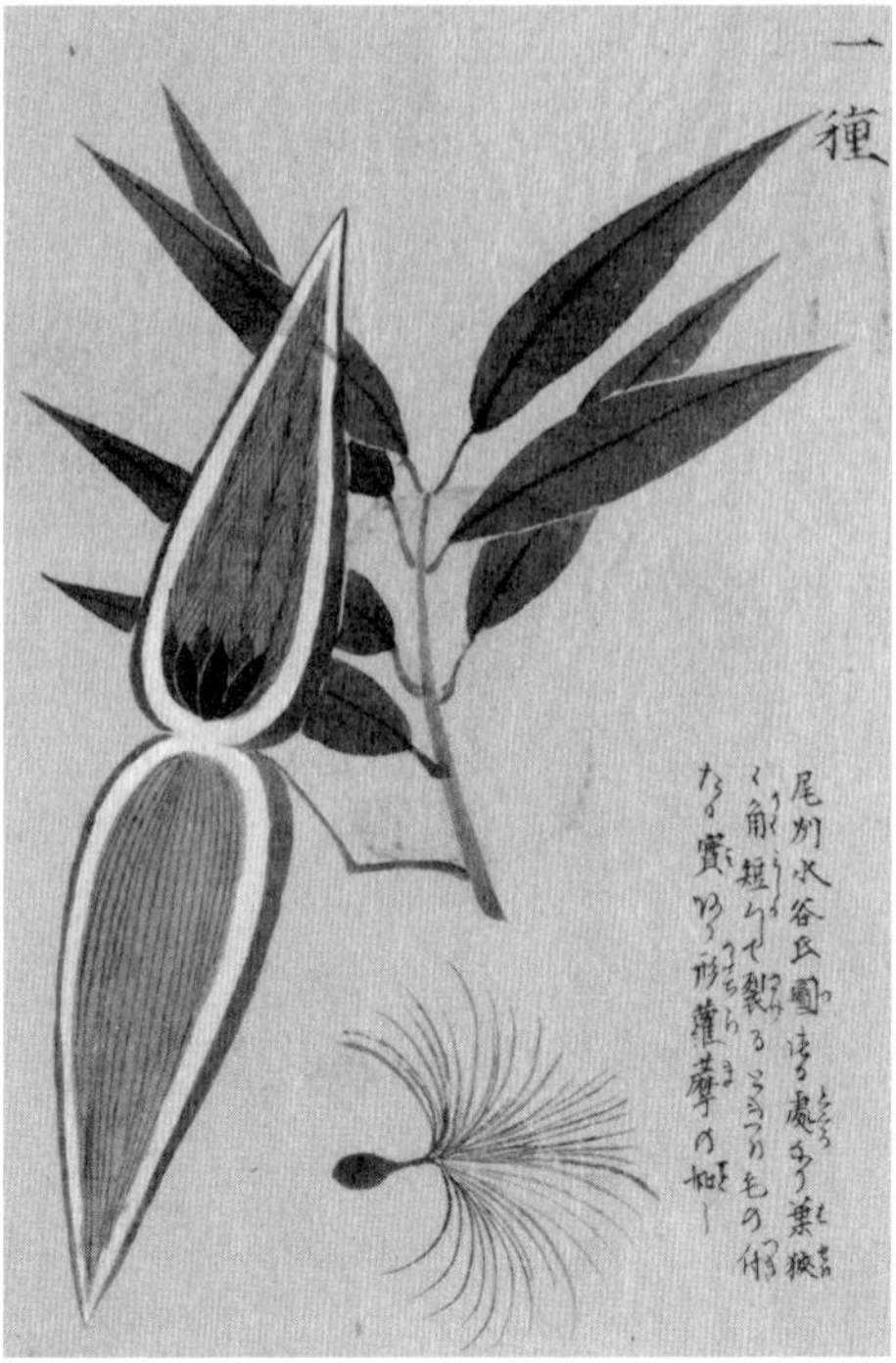

図28　『本草図譜』巻31　蘿摩

> 真曲瀬氏の所蔵の品にして、葉の形、前条に似て、鋸歯《きよし》ある葉と円葉の物と雑《まじ》り生す。梢に穂をなして、菊花の如き小き黄花を開く。花は前条と異なり。又同物といへども花の変《〔かわり〕》のものなるべし。

巴豆に関しては、灌園の門人の阿部櫟斎《れきさい》▲が、「巴豆考《はずこう》」という一枚刷を作成しており、本草学者が深い関心を持っていた。栗本や曲直瀬は、灌園『本草図譜』や馬場大助『群英類聚図譜』によく登場し、日常的に植物について相談する相手だったとわかる。

【水谷豊文《ほうぶん》】　尾張の本草学者・水谷豊文は、灌園と同じく小野蘭山の門人であり、名古屋と江戸と遠く離れているにもかかわらず書簡のやりとりで情報を共有した。巻三十一には豊文が描いた蘿摩《ががいも》の葉と種子図をそのまま転写する（図28）。

> 尾州水谷氏、図する処なり。葉狭《せは》く角短くして裂《さけ》るときは毛の付たる実あり。形蘿摩《らま》の如し。

阿部櫟斎　一八〇五—七〇年。本草学者。文久元年（一八六一）咸臨丸《かんりんまる》による幕府の小笠原調査に参加する。代表作に『草木育種後編《そうもくそだてぐさこうへん》』『英語箋《えいごせん》階梯《かいてい》』など。曾祖父は、幕府採薬使として活躍した阿部将翁である。

『入門控帳』東北大学附属図書館狩野文庫蔵。

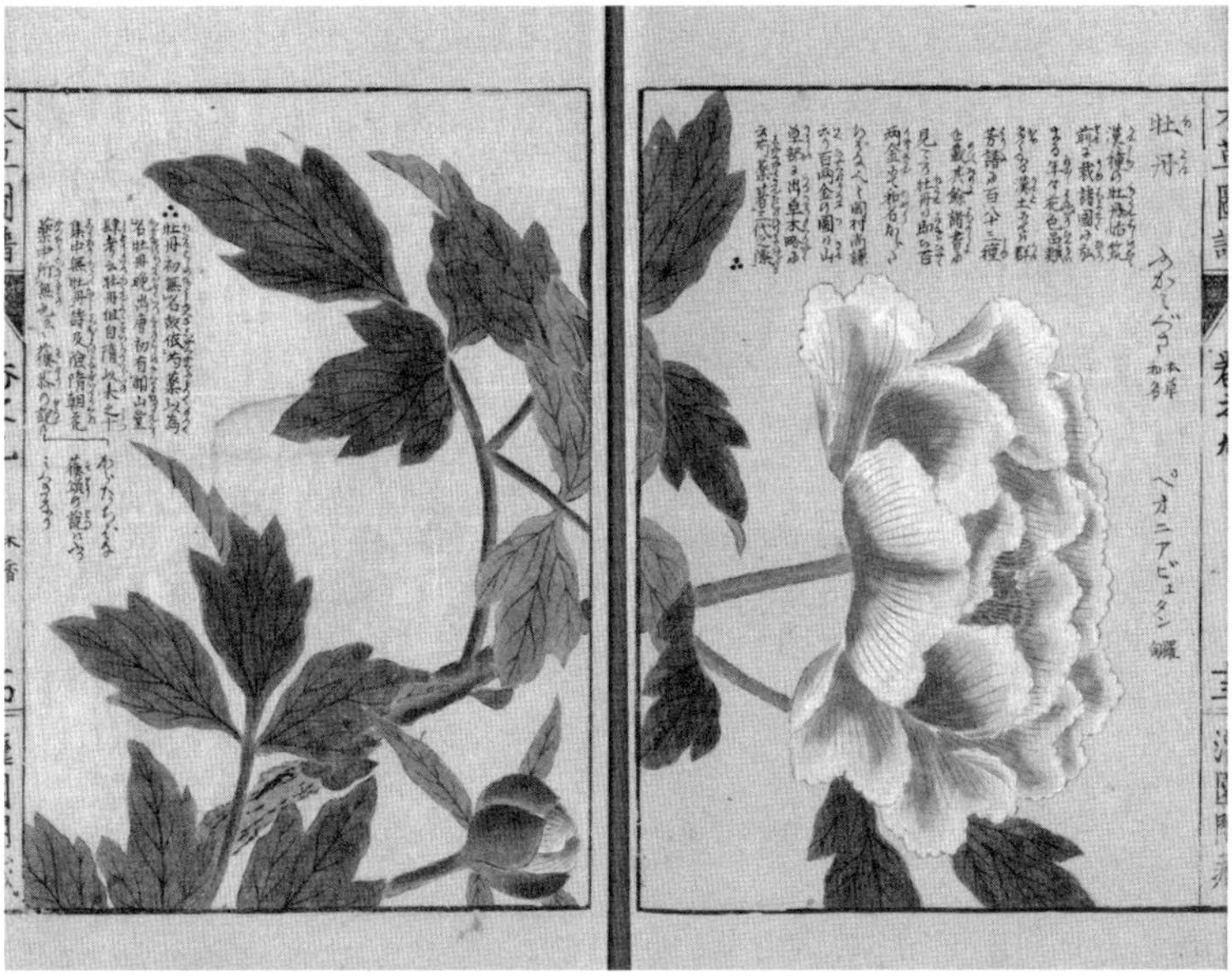

図29　『本草図譜』巻9　牡丹

豊文は、天保四年（一八三三）に死没してしまうが、灌園同様に園芸に関心が高く、朝顔の種子の値段表の覚書《おぼえがき》などを残している。尾張は、本草学が盛んな地域で、藩士の研究グループ「嘗百社」がその研究活動を支えた。

【志村愛助《しむらあいすけ》】　灌園の門人。『入門控帳《にゅうもんひかえちょう》』▲によると、入門年月は書かれていないが、「入門順」と書かれた三番目に位置する、高弟である。巻七十五、双頭蓮《そうとうれん》の項で、志村が草加（現、埼玉県草加市）で目撃した一つの茎から二つの花が並んで咲く「双頭蓮」の個体を写生した志村氏の図を、灌園がまた転写している。志村は、蓮のほか竹図も多く提供している。

【岡村尚謙《なおかね》】　巻九の牡丹の項では、和名を「百両金《からたちばな》」と呼ぶと、灌園門人・岡村尚謙の説を紹介する。しかし灌園自身は、広く知られていた「ふかみぐさ」の名を冒頭に載せた。図29のとおり、牡丹図の周囲にびっしりと漢籍の引用を並べた文字が書き連ねてある。

『本草図譜』制作に協力した人びと 2——大名・旗本

【白河藩主・松平定信】　幕府老中を務めた松平定信も、『本草図譜』制作に寄与した。定信と『本草図譜』との関わりは、「白川侯園中」つまり彼が晩年を過ごした浴恩園で栽培された植物に限られ、図30は、その一例であるブドウである。

　瑣々葡萄《ささぶどう》解集／近頃白川侯園中に実の大さ大豆ほどありて淡紫色、核なくして味ひ甘きものあり。是奇品《きひん》なり。此物時珍《［じちん］》の説の大如五味子而無核《［ごみしのごとくにしてかくなし］》と云ものに当れり。

「奇品」という当時珍しい品と認識され、豆粒ほどの大きさの種なしブドウを描く。このほか巻六十一では、梅の一種「酒中花」を、「白川老侯梅の中」では殊《こと》に愛《め》でるべき品としており、また蓮では、定信の図譜の転写が最も多い。蓮の巻だけで、転写と断る図は全八十九図中七十図にも及び、内訳は、志村氏が十二、白川（河）侯が五十八になる。蓮の巻の冒頭には、

　［前略］爰《［ここ］》に図する処は、先年白川侯諸国より種類を集め給《たま》ひ、別園に瓶を埋《うづ》め瓶の内に一種づつ培養《ばいよう》させ給ひ、花の善悪を分別し、其善《よき》ものを悉《ことごと》く

画師《［えし］》に命ありて写真に残し給《たま》ひし物なり。予も侯《こう》の別園に至《いた》ることを得て其花を見、亦其写真の図を写《うつ》すことを願《ねが》ふて今爰《ここ》に載《の》す。又同好子《どうこうのし》、志村《しむら》なる物、蓮類十余品《れんるいじゅうよひん》を写真《しゃしん》するを得を又載す。自ら図するところ三、四品なり。

とある。定信は全国から集めた蓮を瓶（甕《かめ》）で培養した。瓶の使用は、品種保持のためである。花が咲けば絵師に命じて「写真」を残させた。現代の写真の意味とは異なり、実物に近い姿を描くことをいう。これは『浴恩園蓮譜《よくおんえんれんぷ》』として現存する。灌園は浴恩園を訪れて実際の花を見て、さらに「写真」の転写も許された。右の史料の文末に「自ら図するところ三、四品」とあるのは、第一章の図17の湘妃蓮、第二章の図24の谷中法住寺の蓮、図25の蜀紅蓮を指す。第一章で述べたとおり、蓮については愛好家の図の転写が多く、馬場大助が「真を失」と指摘した批判の的となった部分である。

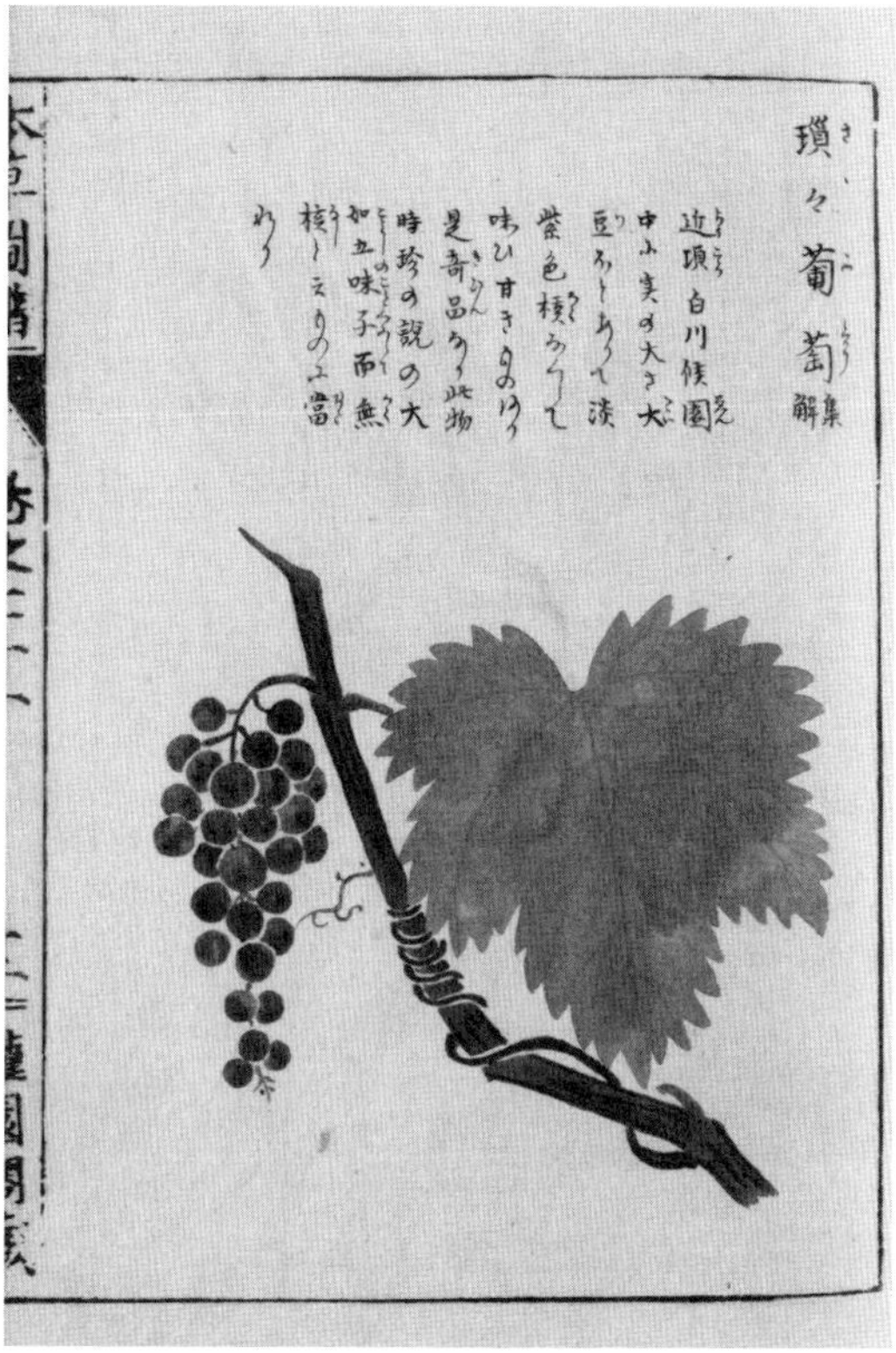

図30　『本草図譜』巻71　瑣々葡萄

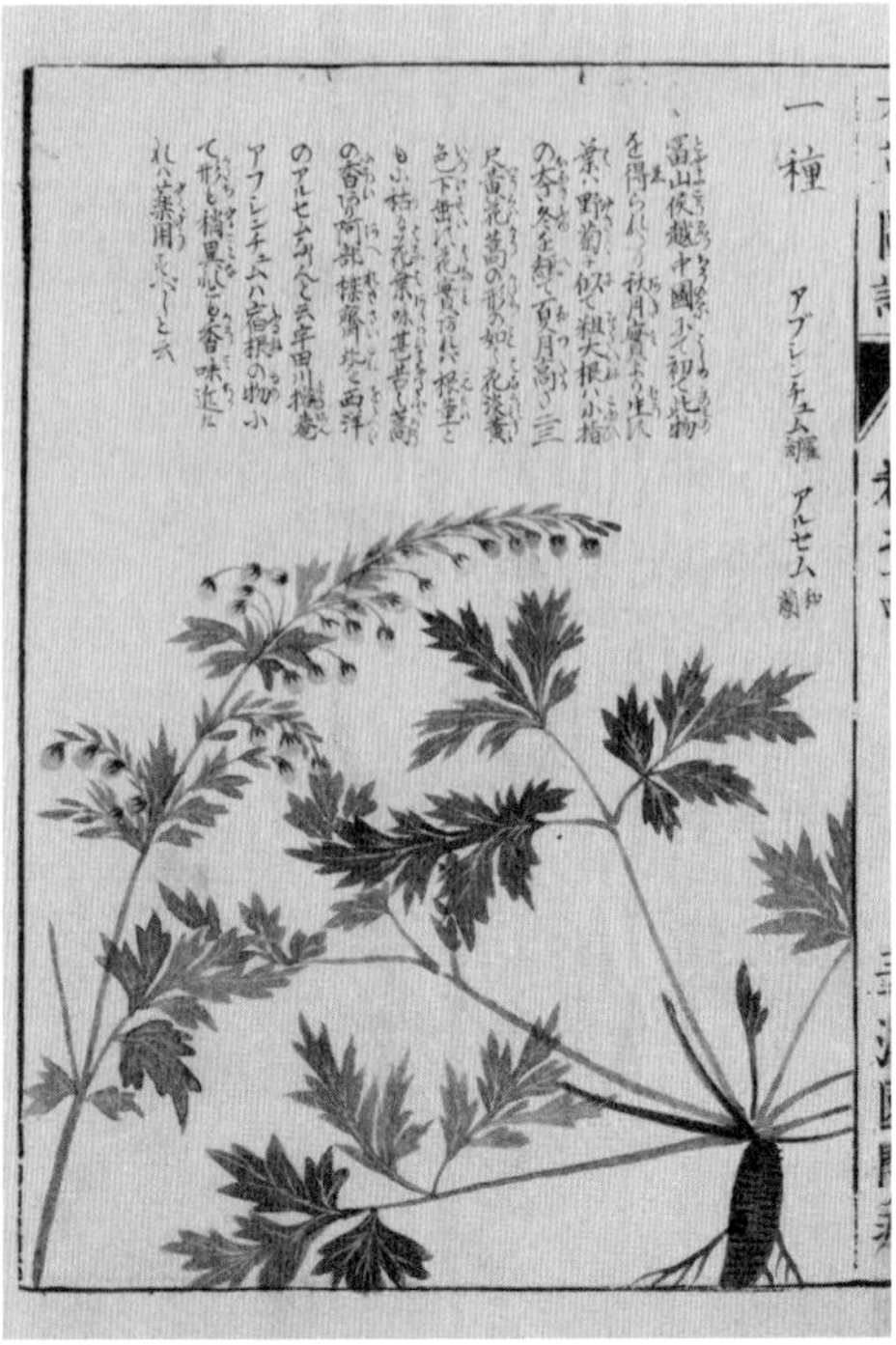

図31　『本草図譜』巻14　黄花蒿

【福岡藩主・黒田斉清《なりきよ》】　椿の図を多数掲載した巻九十一の冒頭には、椿の実物を見られないため、筑前侯（福岡藩主・黒田斉清）の『山茶譜』などを参照したと記す。

この黒田斉清と、次に掲げる富山藩主・前田利保は、ともに江戸の本草研究会・赭鞭会《しゃべんかい》の主要メンバーであった。

【富山藩主・前田利保／阿部櫟斎／宇田川榕庵】　富山侯（第十代富山藩主・前田利保）が育てた人参の一種の洋名を、灌園門人の阿部櫟斎や宇田川榕庵が推定する様が、巻十四の黄花蒿《おうかこう》の項にある（図31）。

一種　アブシンチュム羅甸　アルセム和蘭
冨山侯、越中国にて初て此物を得られたり。秋月《あき》、実より生ず。葉は野菊に似て粗大、根は小指の大さ、冬を経て夏月《なつ》高さ二三尺、黄花蒿の形の如く花淡黄色。下垂《げすい》す。花実あれば根茎ともに枯る。花葉、味甚苦し。蒿《こう》▲の香《にほい》あり。阿部櫟斎、此を西洋のアルセムならんと云。宇田川榕庵、アフシンチュムは

蒿　ヨモギ。

宿根《ふるね》の物にて形も稍異《ややことな》れども香味近ければ薬用すべしと云。

ラテン名とオランダ名の双方を載せ、富山で採取した植物を、江戸で考察する。富山藩の上屋敷は、灌園の行動範囲である湯島にあり、邸内には富山やその他の地域で採取した薬草を植え、「万香園《ばんこうえん》」と名づけた薬草園があった。前田利保は、灌園のことを「門に入らざれども師の如し▲（正式に入門はしていないが、先生のように学ばせてもらった）」と私に師事していたことを伝える。

門に入らざれども……　富山県立図書館蔵『龍澤公御随筆《りゅうたくこうごずいひつ》』のうち「本草」より引用。

大意　（丁子の）一種。オランダ人（実はドイツ人）、シーボルトが持参した個体の図。天竺（インド）原産の品とのことである。

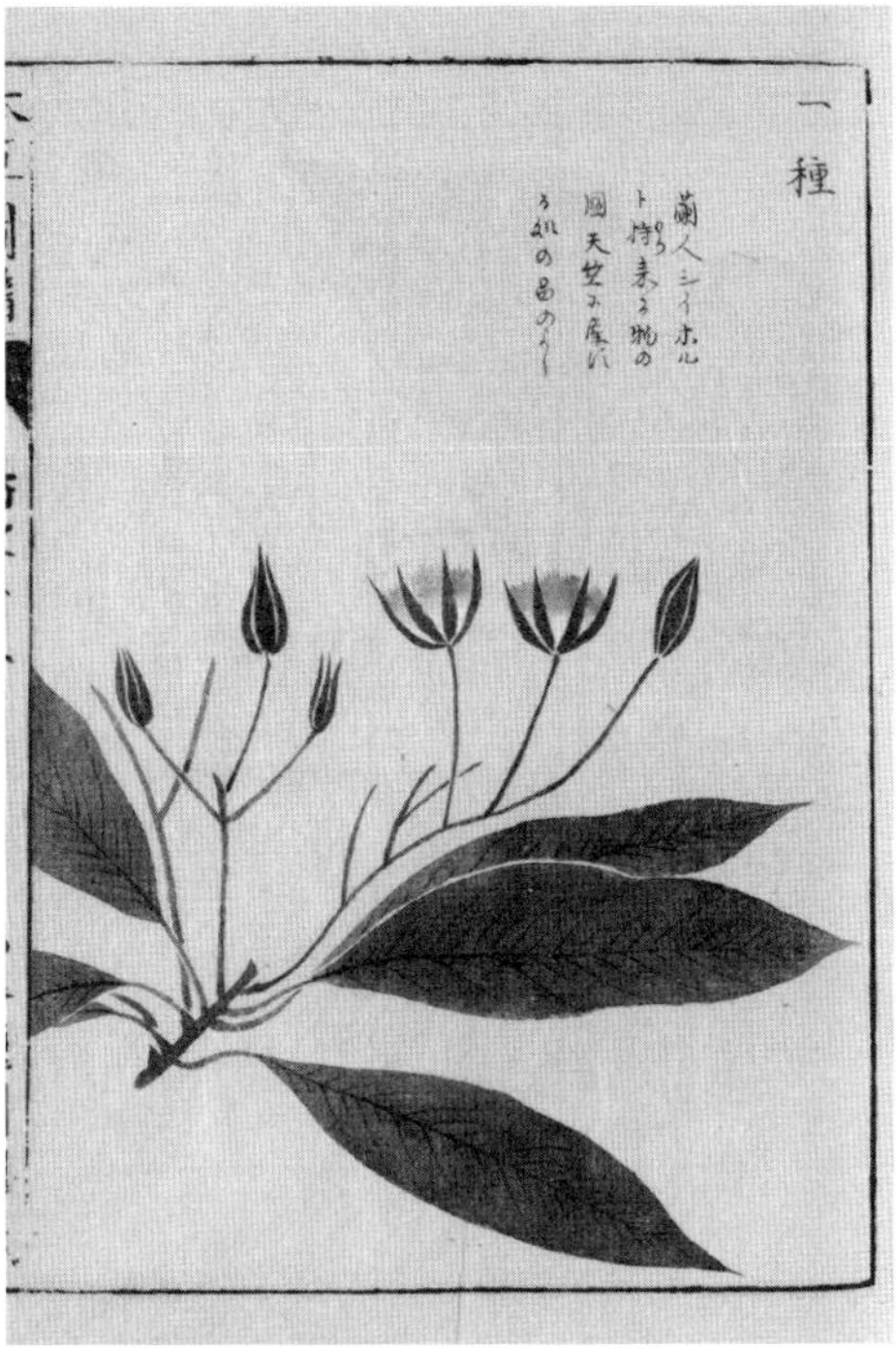

図32　『本草図譜』巻81　丁香

ドイツ人P・F・シーボルト

外国人で本草学者に影響を与えた人物に、ドイツ人シーボルトがいる。巻八十一の「丁香」は、シーボルトが持参した丁子《ちょうじ》（クローブ）の写生図である（図32）。

一種／蘭人シイホルト持来る物の図。天竺に産する処の品のよし。▲

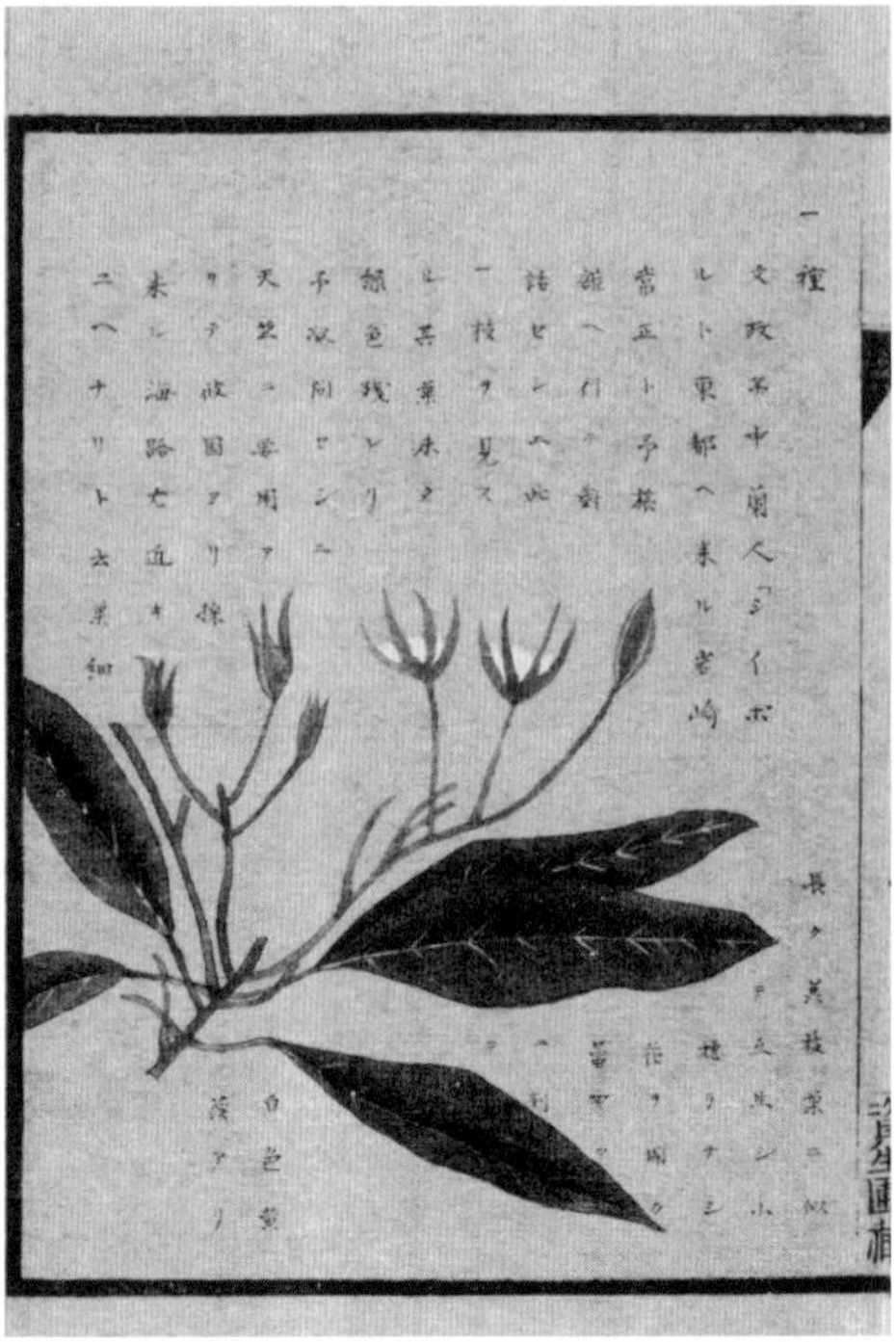

図33　『群英類聚図譜』巻68　丁香樹

本図は、シーボルトより手渡された腊葉《さくよう》（後述）を写したものである。灌園は、旗本・馬場大助と共に文政九年三月下旬から四月十日までの数日間、江戸参府中のシーボルトと旅宿・長《なが》崎屋《さきや》で会見した。馬場大助の『遠西舶上画譜《えんせいはくじょうがふ》』▲巻五の丁香樹《ちょうこうじゅ》には、

文政年中、崎陽《〔きよう〕》へ来船スル「カヒタン」「シイホルト」東都へ来ル。岩崎常正ト予、対話セシニ、丁香ノ腊葉ヲ贈《おく》ル。其葉末タ青色ヲ失ハザレハ疑問ヘハ、本邦ヨリ持来レハ枯乾スレドモ、天竺ノ種ヲ持来ル故ニ我邦ヘ里数近ケレハ、其活青ヲ失セスト云。形状葉ハ茘枝葉《〔れいし〕》ニ似テ互生シ、梢ニ枝ヲ分チ、五出赭色《〔あかいろ〕》ノ房アリテ細キ黄白色ノ花ヲ開ク。▲

腊葉とは、押し葉のことで、かなり時間がたっているのにもかかわらず青々とした状態の葉に対して質問をしている。『群英類聚図譜』巻六十八、「丁香樹」にも同様の記事があり、図32に挙げた灌園と全くの同一の図を描く（図33）。

『遠西舶上画譜』　東京国立博物館蔵。

大意　文政年間（一八一八—三〇）、長崎へ船来したカピタン（オランダ商館長をいう。ただしシーボルトは商館長ではない）のシーボルトが、江戸へ来た。岩崎常正（灌園）と私は、対談の機会を得られ、このとき丁香（丁子）の押し葉を贈呈された。その葉は、まだ青色を保っているので不思議に思い、このことを質問し

たら、（ヨーロッパの）わが国より持参したら枯れて乾燥するけれども、インド原産の種類を持参したので、日本への距離が近いためその青色を失わないのだという。形状は、荔枝（ライチ）の葉によく似て互生し、枝分かれし、五片の花弁に赤色の房があって、細い黄色を帯びた白色の花を咲かせる。

龍眼　果実を食用とする。

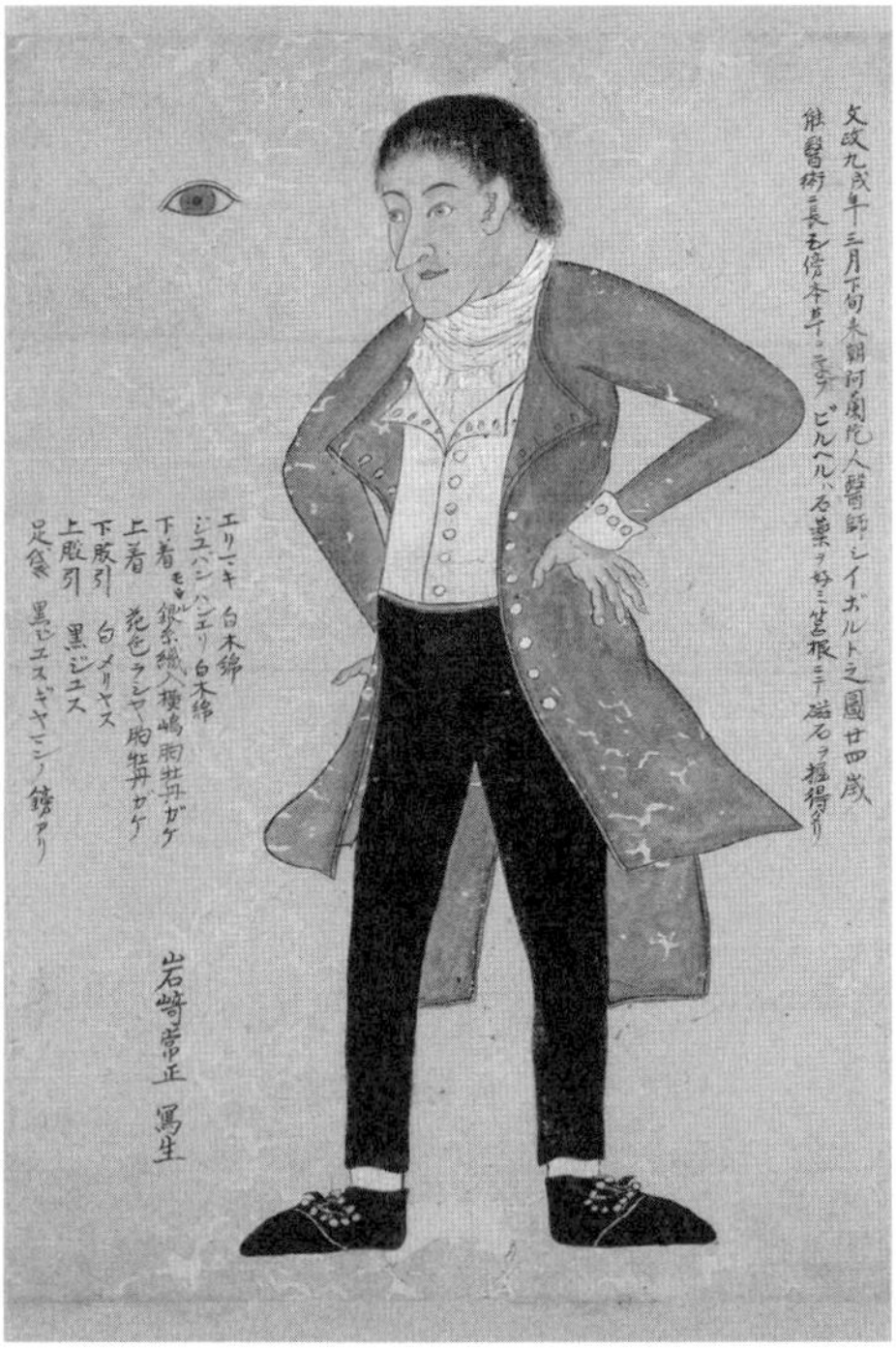

文政九戌年三月下旬来朝阿蘭陀人医師シイボルト之図廿四歳
エリマキ　白木綿
ジユバン　ハンエリ　白木綿
岩崎常正　寫生

図34　シーボルト肖像

この会見の折、灌園は、シーボルトの肖像画を描いた（図34）。傍らには、「エリマキ　白木綿／ジユバン　ハンエリ　白木綿〔後略〕」など詳細な衣装を列挙し、目の拡大図を左上方に描き、本草学者が植物や動物の個体を目前に、つぶさに記録しようとした態度が反映される点が興味深い。

絵師　谷文晁

最後に、松平定信に見出されて重用された、文人画の大家・谷文晁《たにぶんちょう》のことを述べておこう。文晁の名が記されるのは、巻十四の龍眼実の傍らにある「文晁薩州にて種〔う〕ゆる所の真図（文晁が描いた薩摩国で植えてある個体の写生図）」である（図35）。当時、本州では暖国《だんこく》の植物である龍眼▲の結実は難しかったので、ウェインマン図と同じく、転写であっても掲載価値を見出したものと考えられる。

谷文晁は植物を好み、本草学者・小野蘭山に入門したので、灌園とは同門にあたる▲。一般には知られていないが、文晁の画業を語る上で本

小野蘭山に入門した……　国会図書館所蔵の小野蘭山肖像画は、谷文晁の筆である。谷文晁および門下の園芸との関わりは、平野恵「小野蘭山が園芸文化に果たした役割」（小野蘭山没後二百年記念誌編集委員会編『小野蘭山』、八坂書房、二〇一〇年）を参照。

草学との接点を示す史料は複数あり、屋代弘賢、松平定信、植木屋・斎田弥三郎など灌園と共通の知り合いも多い。灌園との面識も当然あったと思われる。

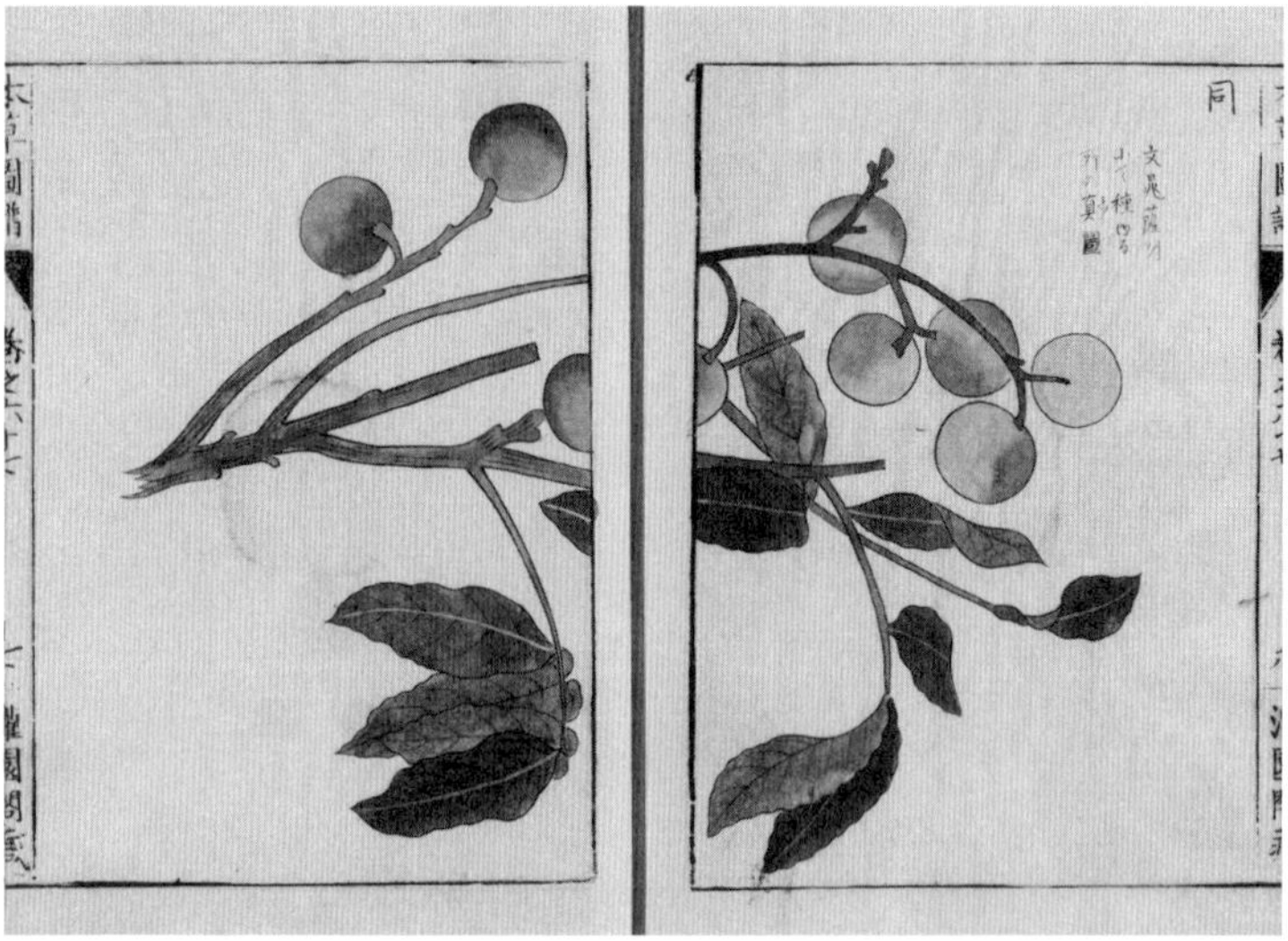

図35　『本草図譜』巻14　龍眼実

　このほかウェインマンの勉強会の折には、巣鴨の植木屋・斎田弥三郎とも情報を共有していた。一生をかけた大仕事の制作過程において、以上のように、上は大名から下は植木屋まで、さまざまな階層から取材した卓越な情報収集能力は、『本草図譜』以外の書物にも反映されていった。

三▶ロングセラーの園芸ハンドブック『草木育種』

合刻　「合刻」は、複数の書籍を一冊にまとめて刊行する意があるが、ここでは二者の版元による共同発行の意を表す。

稿本『灌叢秘録』

文化十五年（一八一八）正月、『草木育種』上下二冊が、須原屋茂兵衛と山城屋佐兵衛から「合刻」刊行された。灌園の著作は多いが、本屋から出板された書物は、この『草木育種』と、『本草図譜』の一部（山草・芳草部）に過ぎない。

序文は、『古今要覧稿』で灌園を見出した屋代弘賢が寄せる。そこには、植物の育て方についての時代遅れの先人の説を改善しようと、書物を探り、秘伝を集め、考証を加えた稿本「灌叢秘録《かんそうひろく》」の存在が記してあった。該当部分を以下に掲げたが、意味をとりやすくするため、平仮名を漢字に改め、濁点をほどこした。

［前略］岩崎の常正、口惜しきことに思ひ、あまねく探り秘録もとめて唐に大和に考へあはせつつ年頃書き集めしを、「くわんそうひろく〔灌叢秘録〕」と名付けて秘めをきぬ。それをこの頃、書《ふみ》の肆《いちくら》の某《なにがし》らが願ひにより桜木《さくらぎ》に撰《え》り、かち

の紙にすりものはとて我に一言を添へよと常正が請ふにまかせて、文化十とせ余り四とせ〔歳〕なり。月の長き夜半に、木の実の油の灯《とも》し火の下にて、紀の国の石磨《いしずり》に奈良の都の墨すり〔磨〕て、平の都のはとりが筆をさし濡らし、書の端を汚すこととはなりぬ。この常正は我が作れる書を助くる功《いさお》あれば、否むに及ばざるなり。いでや木草《きくさ》を養ふは、人を養ふ礎《いしずえ》なれば、いとも尊き書ならしむ。園の翁源の弘賢書▲

これによれば、文化十四年、刊行の前年まで予定された書名は、「灌叢秘録」であり、しかも屋代が稿本に目を通していた事実に突き当たる。これを証拠づけるのが、上巻第十六丁と十七丁、下巻六丁の版心《はんしん》▲にある柱題《はしらだい》▲「灌叢秘録」の文字である（図36）。後述するように『草木育種』は少なくとも八種の刷りがあるが、いずれの刊本にも同じ箇所に「灌叢秘録」と刷られていた。他の丁は、書名と同じ「草木育種」の文字が刷られていたので、「灌叢秘録」は誤って刷られたまま後の時代まで改められなかったとわかる。

『草木育種』刊行当時、灌園に著作はなく、世に出たのはひとえに幕府の有力者、屋代のおかげである。同時に、灌園の名声を高めたのも本史料であった。現代において評価が高い『本草図譜』の成立は、これから十年後である。

大意　岩崎常正は、くやしいと思い、あまねく書物を探りまた秘伝を求めて、中国も日本も考え合わせながら年来書き集めていた書物を「灌叢秘録」と名づけて秘蔵しておいた。それを最近になって、書肆の某らの依頼により版木に彫り、楮紙に印刷しようという運びになった。そこで私（屋代）に一言寄せてほしいという常正の依頼に従って、文化十四年になって、長月（九月）夜半に、木の実の油の灯し火の下において、紀伊国那智の硯に奈良の都の墨を磨って、京都の羽鳥の筆を濡らし、書の端を汚すこととした。この常正という人物は、私が作った書物の手助けをしてもらった功績があるので、拒否はできないのである。まことに植物の栽培は、人を養育する基本なれば、（この『草木育種』は）非常に貴重な書物となるであろう。園の翁、源の弘賢、書き記す。

版心　各丁の折り目の部分、柱。

柱題　柱（版心）の部分に記された書名。柱書き、版心書名ともいう。

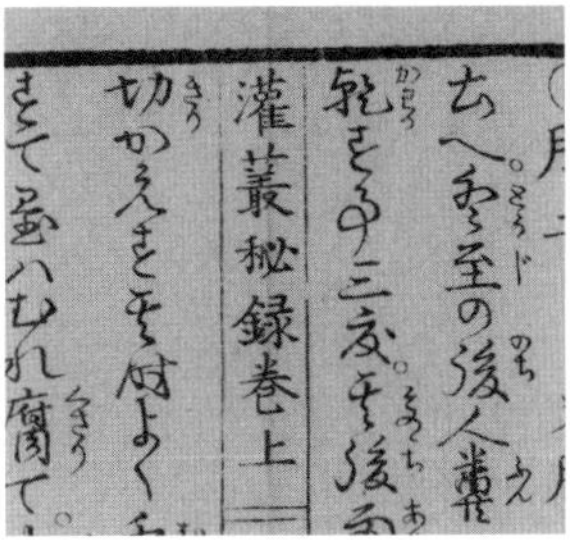

図36　柱題「灌叢秘録巻上」（『草木育種』巻上）

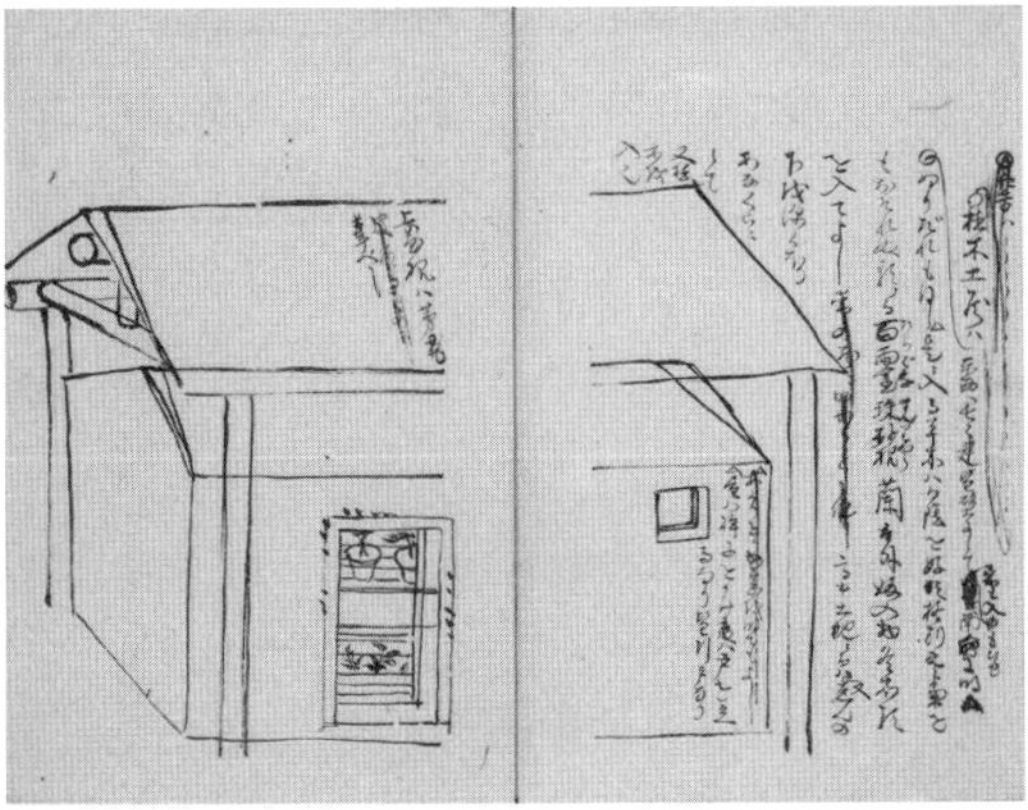

図37　『灌叢秘録』稿本　植木土蔵の図

ところでこの「灌叢秘録」という書名を持つ『草木育種』の稿本が、天理大学附属図書館に所蔵されている。この稿本の書名からも『灌叢秘録』が当初のタイトルであった点が立証される。刊本には図が十点あるが、稿本には十二点あり、「はきかけむろ」と「植木土蔵（岡むろ）の図」（図37）の二点の図が削除されて印刷された。

灌園は、『草木育種』に江戸時代の温室「唐むろ」の記事を載せるなど、本草学者でありながら園芸の達人でもあった。『草木育種』は、当初「灌叢秘録」と称して書きためていたもので、それまで園芸書は秘伝や口伝を写本で記すという形で受け継がれてきたのに対し、園芸全般にわたる情報を刊行物として提供することは、本書が先鞭をつけたのである。

『草木育種』出版広告

図38は、『草木育種』出版広告で、二四・一×一六・八センチの一枚刷の形態をとる。現在でいえばチラシである。

此本は草木のそだて《〔育〕》やう《〔様〕》を第一にして、土地の善悪《せんあく》、肥《こやし》のるゐ《〔類〕》二十

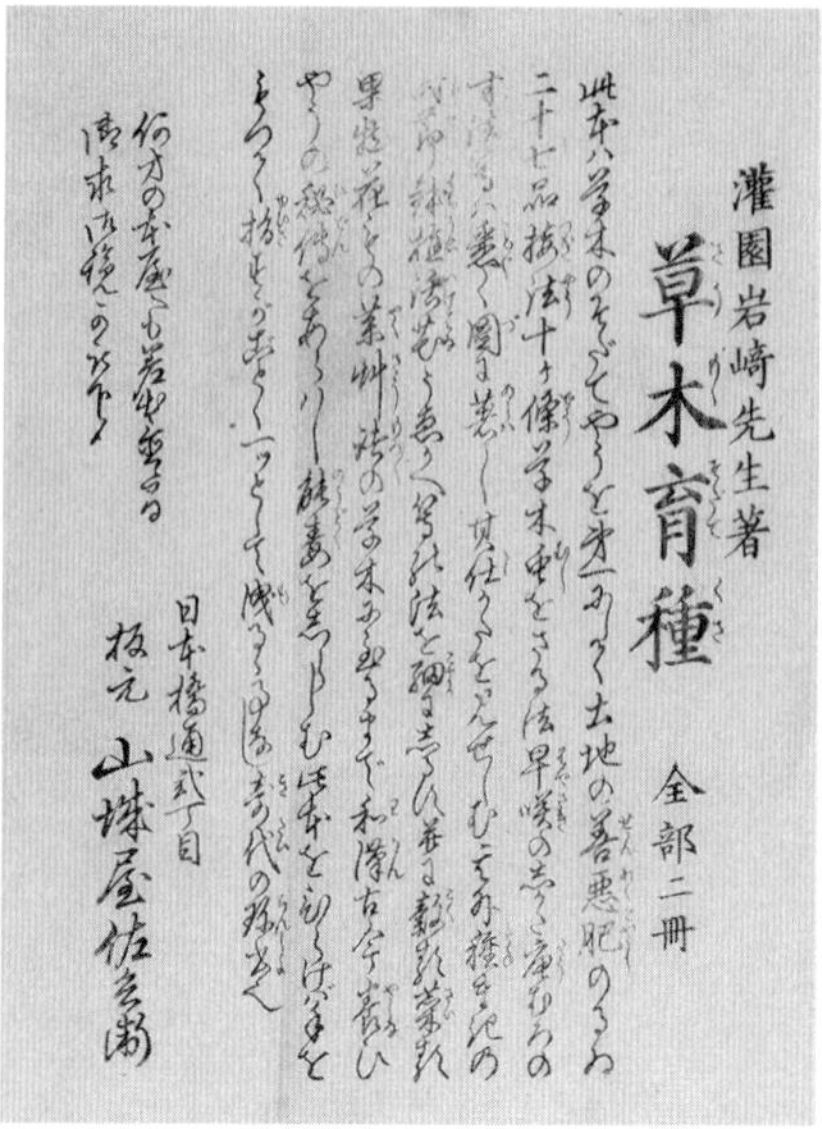

図38　『草木育種』チラシ

七品、接法《つぎやう》十ヶ条《でう》、草木虫《むし》をさる《［去］》法、早咲《はやさき》のしかた、唐《たう》むろの寸法等は悉《ことごと》く図《づ》に著《あらは》し、其仕《し》かたを見せしむ。其外種《たね》まきの時節《じせつ》、鉢植《はちうゑ》、活花《いけはな》うゑかへ《［植　替］》等の法を細《こまか》にしるす。幷《［ならび］》に穀《こく》類、菜《さい》類、果物《く□もの》、花もの、薬艸《やくさう》、諸《もろもろ》の草木に至るまで和漢《わかん》古今養《やしな》ひやう《［様］》の秘伝《ひでん》をあらはし、能毒《のうどく》をしらしむ。此本をひらけば手をもつて指《ゆび》すがごとく、一つとして洩《も》るる事なし。希代《きたい》の珎書《ちんしよ》也。

何方の本屋へも差出置候間、御求御覧可被下候。

日本橋通弐丁目

板元　山城屋佐兵衛

これは、版元である本屋・山城屋佐兵衛が印刷し、販売促進のために配ったものである。こうしたチラシが残る例はきわめて珍しい。初刷出版と同時に印刷されたとも考えられるが、この文言と非常に似かよった文言が天保四年（一八三三）板の奥付に記されるので（後述）、こちらと同時期に作成した可能性が高い。『草木育種』は、千鐘房（須原屋茂兵衛）と玉山堂という二軒の本屋が合同で出板したが、チラシを出したのは、玉山堂・山城屋佐兵衛の方である。

筆耕　版下という下書き原稿の浄書を請け負う。筆工ともいう。

チラシの宣伝文句には、「悉く図に著し」たとある。図の有無は、書物の値段を左右する重要な案件になり得る。美しい挿絵があればその書物の売れ行きはよいが、文字の筆耕とは別に絵師に支払う画料《がりよう》が発生し、出版費用が余計にかかる。流行作家でもなく、売れるか売れないか未知数の作家・灌園の処女作が、江戸で一流の山城屋や須原屋茂兵衛から出版されたのは、原稿の段階で、屋代が目を通して太鼓判を押し、有識者による強力な推薦という付加価値だけではない。挿絵代が節約でき、さらにその挿絵の出来がプロ並みに上手だったためである。本屋は優れた図にも商品価値を見出したのである。

灌園は、『本草図譜』では、墨刷の板本では植物の本質が描き出せないとして、借金までして自費で手彩色本を制作しつづけたし、そのほかの書物も、例えばそれなりの需要があったであろう、武蔵国江戸の産物を集めた『武江産物志』も、おそらく自費出版と考えられる。これに対して、『草木育種』は、灌園にとって、本屋から出版され、かつ増刷しつづけた唯一の書物なのである。

書誌の検討

『草木育種』は、画期的な内容と門人による後編の刊行もあって、ロングセラー商品になった。このことを明らかにするために、奥付の表記など書誌の検討を

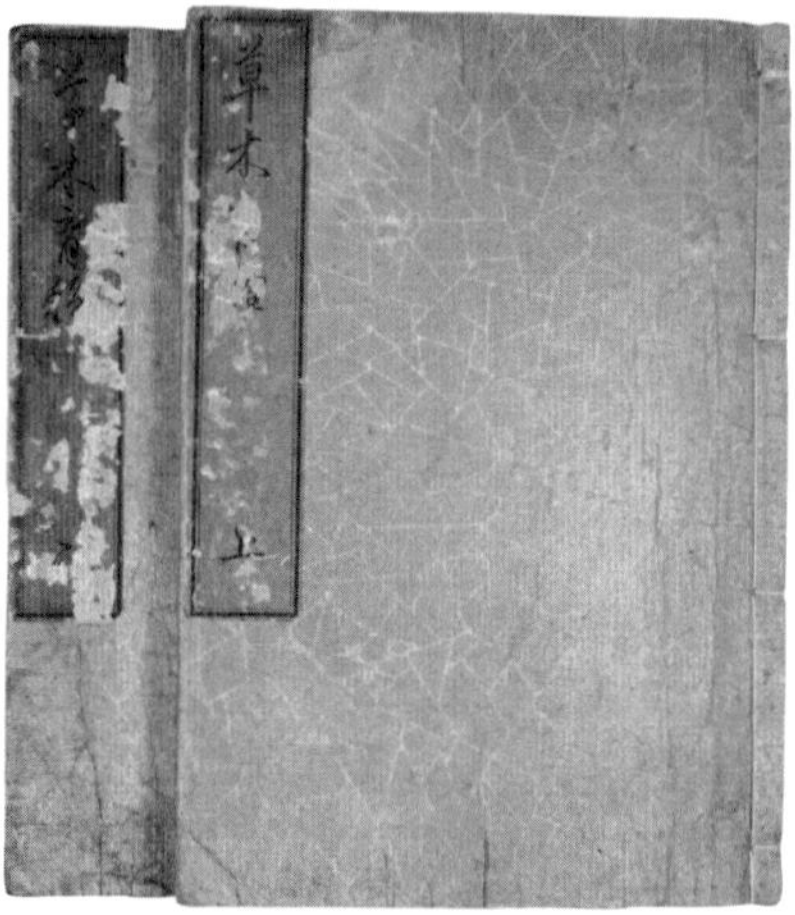

図39　『草木育種』初刷表紙

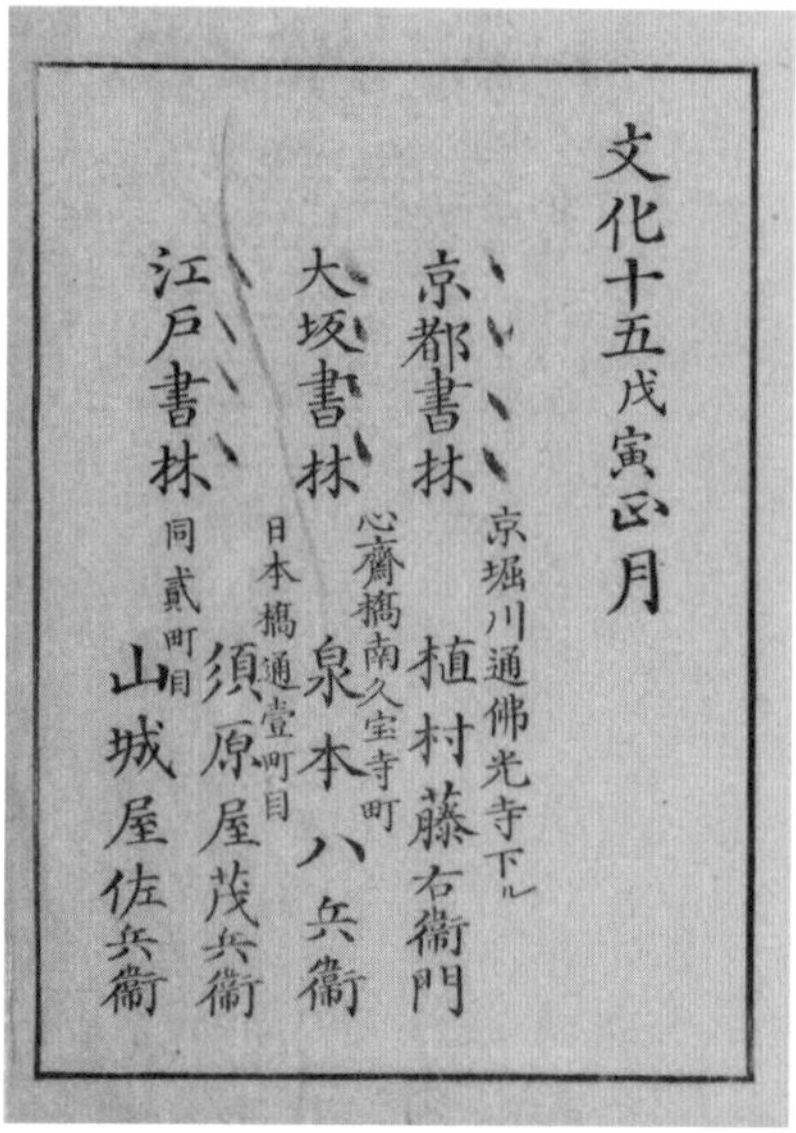

文化十五戊寅正月
京都書林　京堀川通佛光寺下ル　植村藤右衛門
大坂書林　心斎橋南久宝寺町　泉本八兵衛
江戸書林　日本橋通壹町目　須原屋茂兵衛
同　弐町目　山城屋佐兵衛

図40　『草木育種』初刷奥付

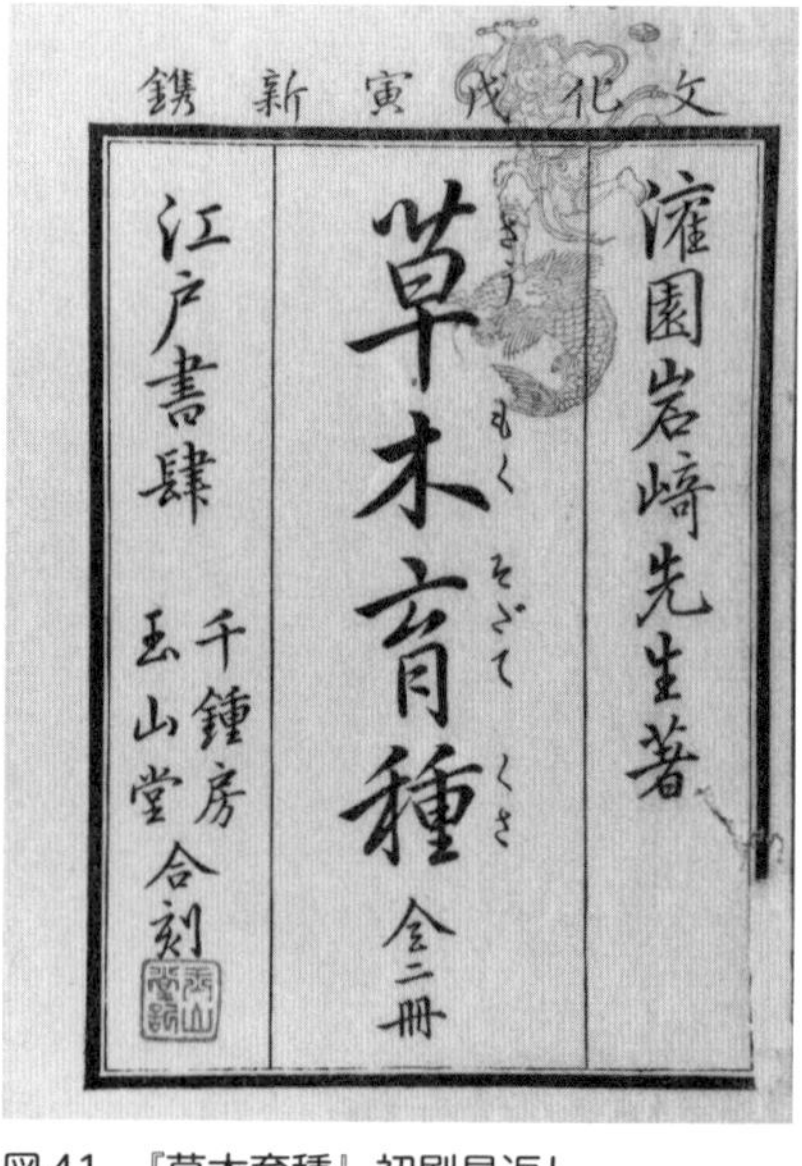

文化戊寅新鐫
潅園岩崎先生著
草《さう》木《もく》育《そだて》種《くさ》　全二冊
江戸書肆　千鍾房　玉山堂　合刻

図41　『草木育種』初刷見返し

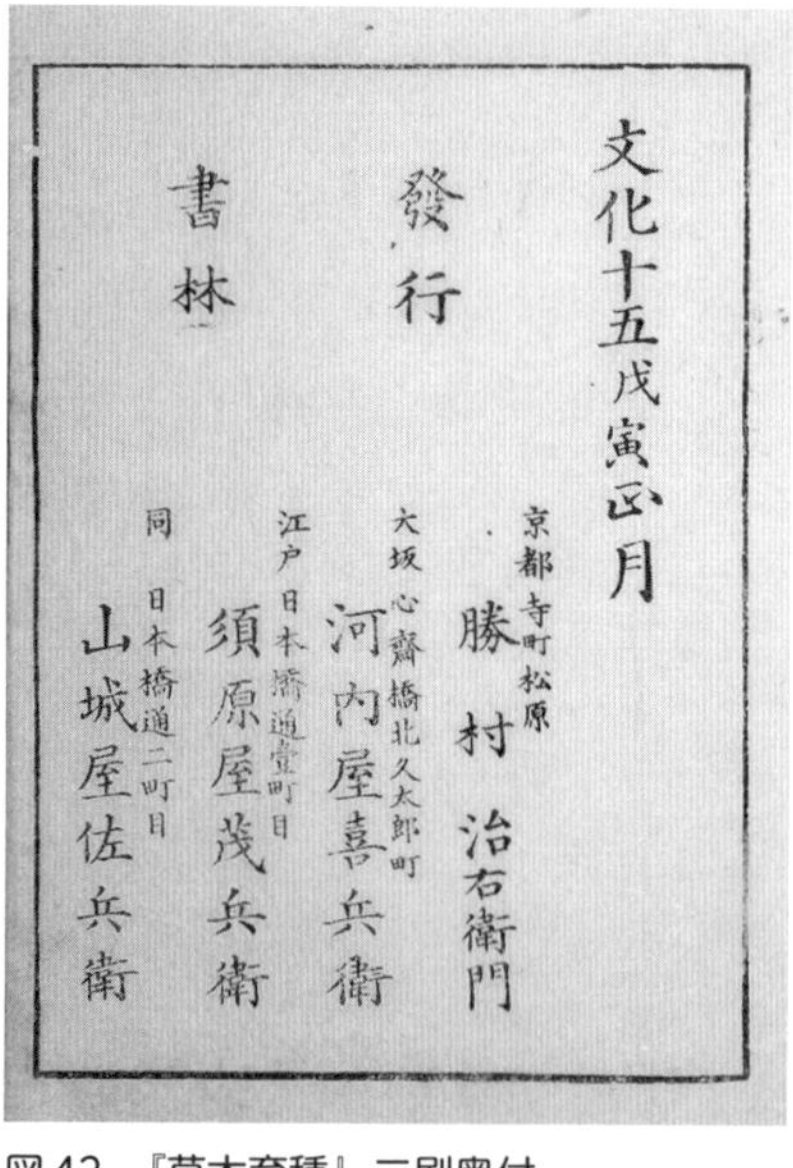

文化十五戊寅正月
發行
書林
京都寺町松原　勝村治右衛門
大坂心斎橋北久太郎町　河内屋喜兵衛
江戸日本橋通壹町目　須原屋茂兵衛
同　日本橋通二町目　山城屋佐兵衛

図42　『草木育種』二刷奥付

とおして、印刷年を探っていきたい。

初刷は、表紙が他本と異なる。鼠色の表紙は、雲母刷《きらずり》▲で氷をイメージした氷結《ひょうけつ》文《もん》をあらわす（図39）。初刷には文様入りの表紙を使って手間をかけ、それなりに費用も余計にかかった。

奥付は、文化十五年正月の年紀を持ち、京都の植村藤右衛門、大坂の泉本八兵衛、江戸の須原屋茂兵衛ならびに山城屋佐兵衛の本屋四名を記す（図40）。見返しに、書物の神様として信仰された魁星《かいせい》の姿をあらわす魁星印▲が捺される（図41）。

二刷以降は和本に最も一般的に用いられる浅葱《あさぎ》色（緑がかった水色）表紙になり、文様も雲母刷もなくなる。二刷の奥付では、年紀と江戸の本屋名は同じだが、京都は勝村治右衛門、大坂は河内屋喜兵衛に変わる（図42）。左上部の匡郭（枠線）の線が一部途切れた箇所があり、板木に傷があったとわかる。

三刷奥付は、匡郭の途切れが二刷と同じ場所にあるので、同一板木を転用したとわかる（図43）。年紀と江戸の本屋、山城屋佐兵衛が単独で記され、初刷で「同貳町目」、二刷で「同　日本橋通二町目」とあった住所表記が「貳町目」となる。複数の本屋がいて住所が簡易表記になるのは当然

雲母刷　雲母《うんも》を板木に塗り、紙をあてて模様を刷り出すこと。結晶が光り輝き、華やかな印象をもたらす。

魁星印　「魁星」は、北斗七星の第一星。中国において科挙を受験する者が魁星を祀って及第を祈る風習があった。次第に書物の神様として信仰され、版元によって捺される魁星印がある書物は、質が高いものとされる。

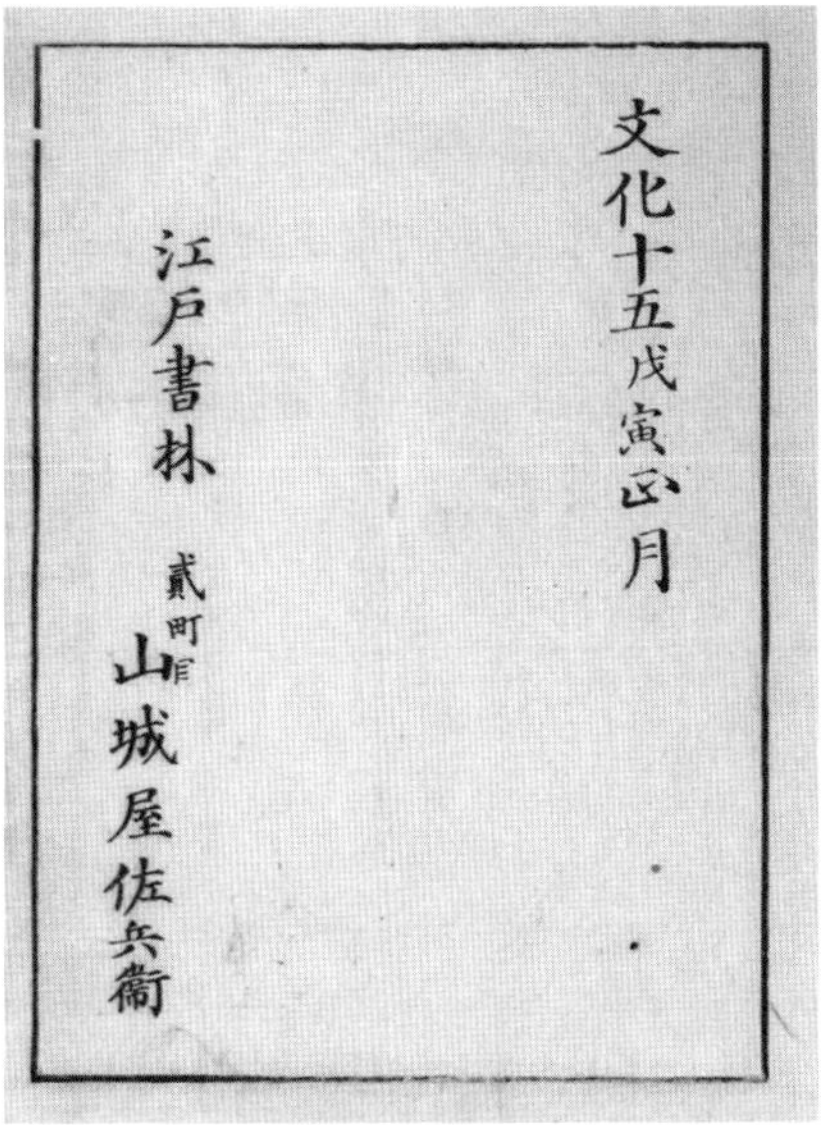

図43　『草木育種』三刷奥付

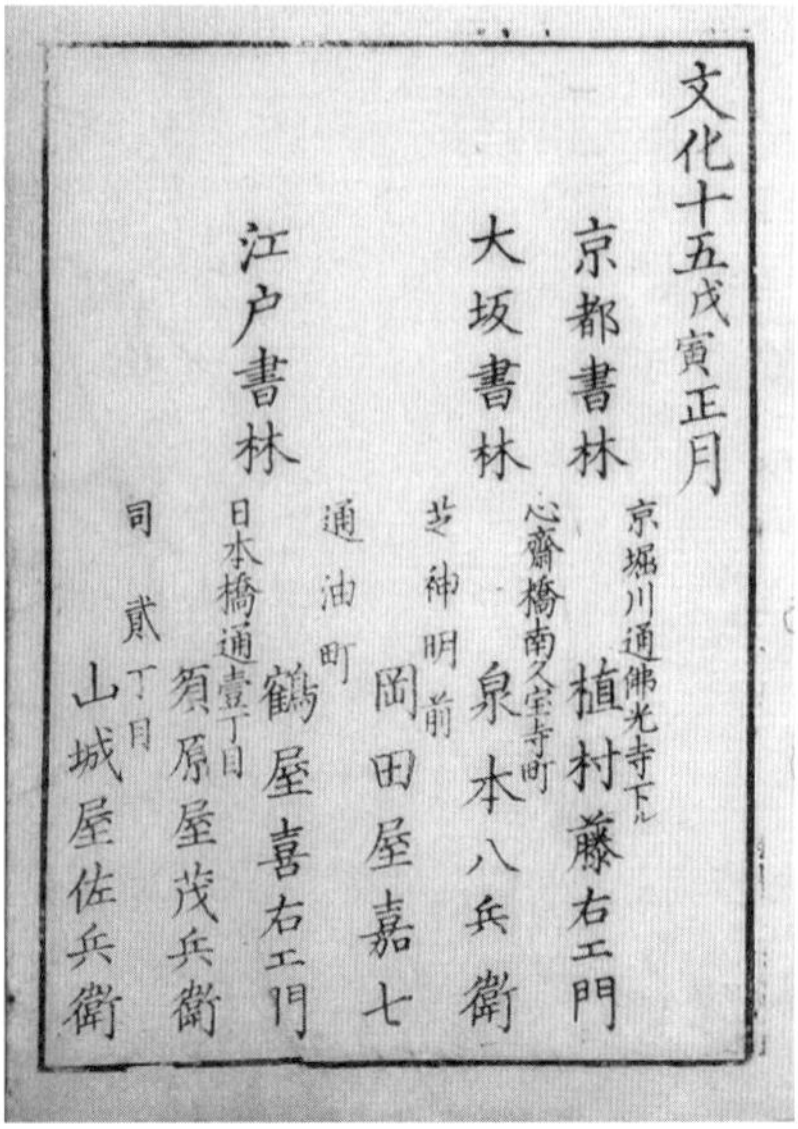
文化十五戊寅正月
京都書林　京堀川通佛光寺下ル　植村藤右エ門
大坂書林　心斎橋南久宝寺町　泉本八兵衛
芝神明前　岡田屋嘉七
通油町　鶴屋喜右エ門
江戸書林　日本橋通壹丁目　須原屋茂兵衛
同　貮丁目　山城屋佐兵衛

図44　『草木育種』四刷奥付

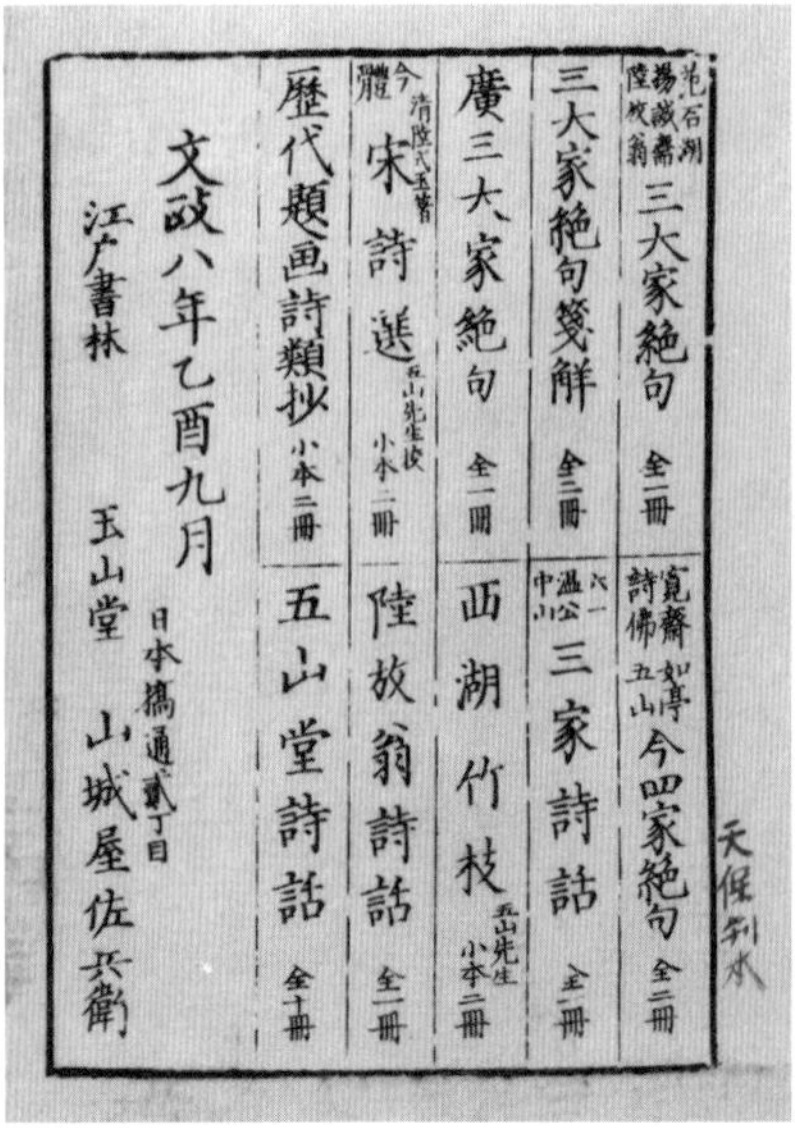
光石湖　楊誠斎　陸放翁　三大家絶句　全一冊
寛斎　如亭　詩佛　五山　今四家絶句　全二冊
三大家絶句箋解　全二冊
六一　温公　中山　三家詩話　全一冊
廣三大家絶句　全一冊
西湖竹枝　五山先生　小本二冊
今體　清陸式玉著　宋詩選　五山先生校　小本二冊
陸放翁詩話　全一冊
歴代題画詩類抄　小本二冊
五山堂詩話　全十冊
文政八年乙酉九月
江戸書林　玉山堂　日本橋通貮丁目　山城屋佐兵衛

図45　『草木育種』五刷奥付

のなりゆきであるが、単独の住所表記で「貮町目」では意味が通じず、時間がないまま印刷した結果、不完全な奥付となったのであろう。

四刷奥付の年紀は同じだが、これまで匡郭からほぼ一行分離れて文字の印刷が始まっていたのに対し、匡郭ぎりぎりに文字が印刷されるので、板木が変わったと判明する（図44）。本屋にも異同があり、京は植村藤右衛門、大坂は泉本八兵衛が復活し、江戸の本屋が須原屋・山城屋に加え、岡田屋嘉七・鶴屋喜右衛門の二名が増えた。つまり、江戸では販売店が倍増したということである。このように、文化十五年正月の年紀を持ち、以降は年代が異なる。四刷までが、『草木育種』の売れ行きは上々であった。四刷までが、文化十五年正月の年紀を持ち、以降は年代が異なる。ここで気をつけなければならないのは、文字情報をそのまま信じてはいけないという点である。一年間で四刷まで到達したとは考えにくく、数年をかけて四刷に到達したが、印刷には初刷の年紀をそのまま据え置いた可能性もあるということである。

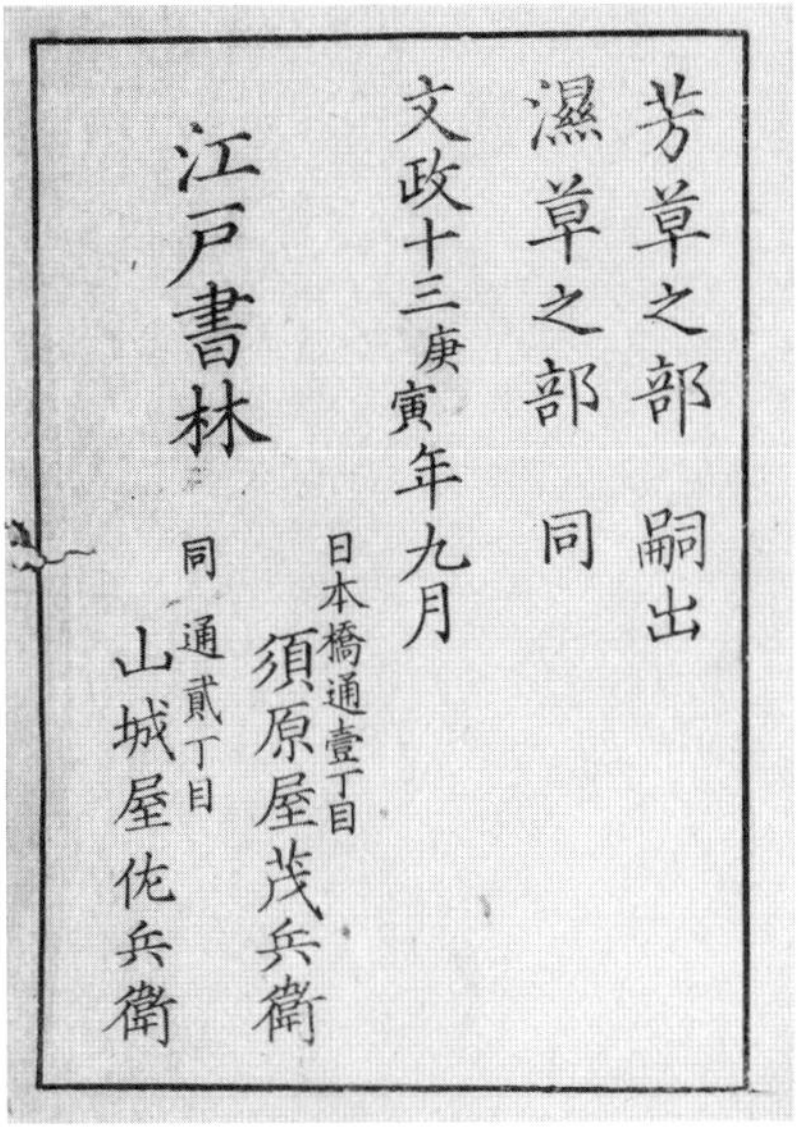
芳草之部　嗣出
濕草之部　同
文政十三庚寅年九月
日本橋通壹丁目
須原屋茂兵衛
江戸書林
同　通貳丁目
山城屋佐兵衛

図46　『草木育種』六刷奥付

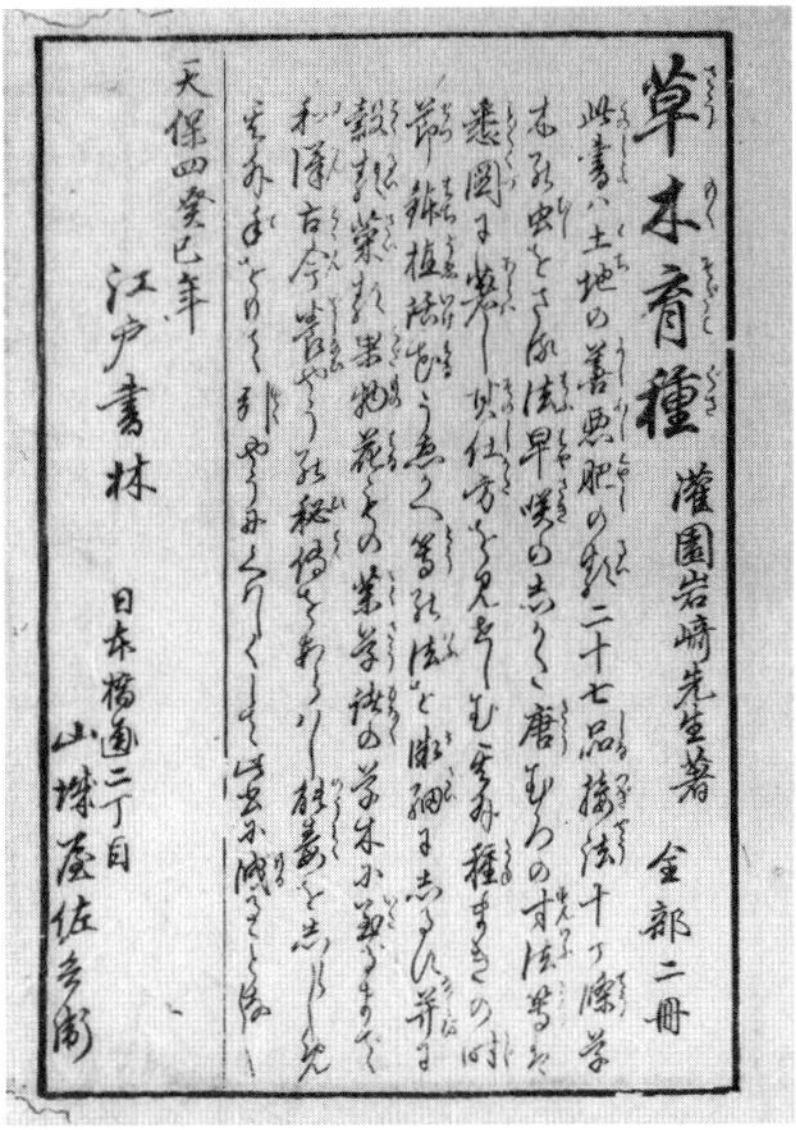
草木育種　灌園岩崎先生著　全部二冊
天保四癸巳年
江戸書林
日本橋通二丁目
山城屋佐兵衛

図47　『草木育種』七刷奥付

五刷は、奥付に文政八年（一八二五）乙酉九月の年紀をもち、板元は江戸の山城屋佐兵衛のみを記す。書物広告が並び、今までとは様相が異なる（図45）。それもそのはず本史料は、天保八年九月に刊行された『草木育種後編』と取り合わせて四冊本として販売された刊本の後編の奥付だからである。そして、旧蔵者が「天保刊本」とわざわざ右下に朱筆で注記するように、天保八年に出たはずの後編の奥付が、誤って文政八年の刊記で刷られている。天保八年以降の成立は間違いないが、取り合わせ本にするため、以前刷られていた前編の奥付の版木を転用したと考えられる。

六刷は、奥付に文政十三年九月の年紀をもち、江戸の須原屋茂兵衛と山城屋の名を記し、他板にない「芳草之部　嗣出／湿草之部　同」の出板予告がある（図46）。おそらく同年同月刊行『本草図譜』芳草部と湿草部（巻五―巻八）の奥付を転用したのであろう。本史料も、後編の奥付の体裁をなすが、実は前編の刷られた年を示す。

七刷は、奥付に天保四年の年紀をもち、江戸の山城屋の

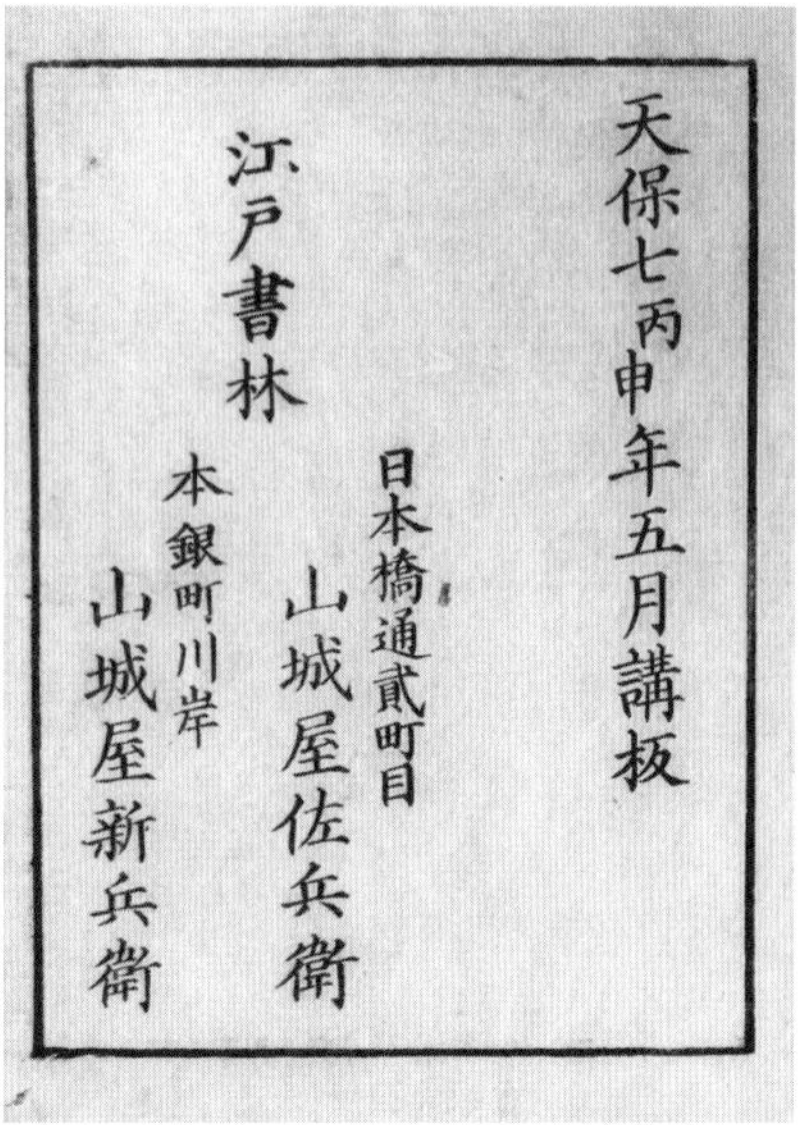
天保七丙申年五月講板
日本橋通貳町目
山城屋佐兵衛
江戸書林
本銀町川岸
山城屋新兵衛

図48　『草木育種』八刷奥付

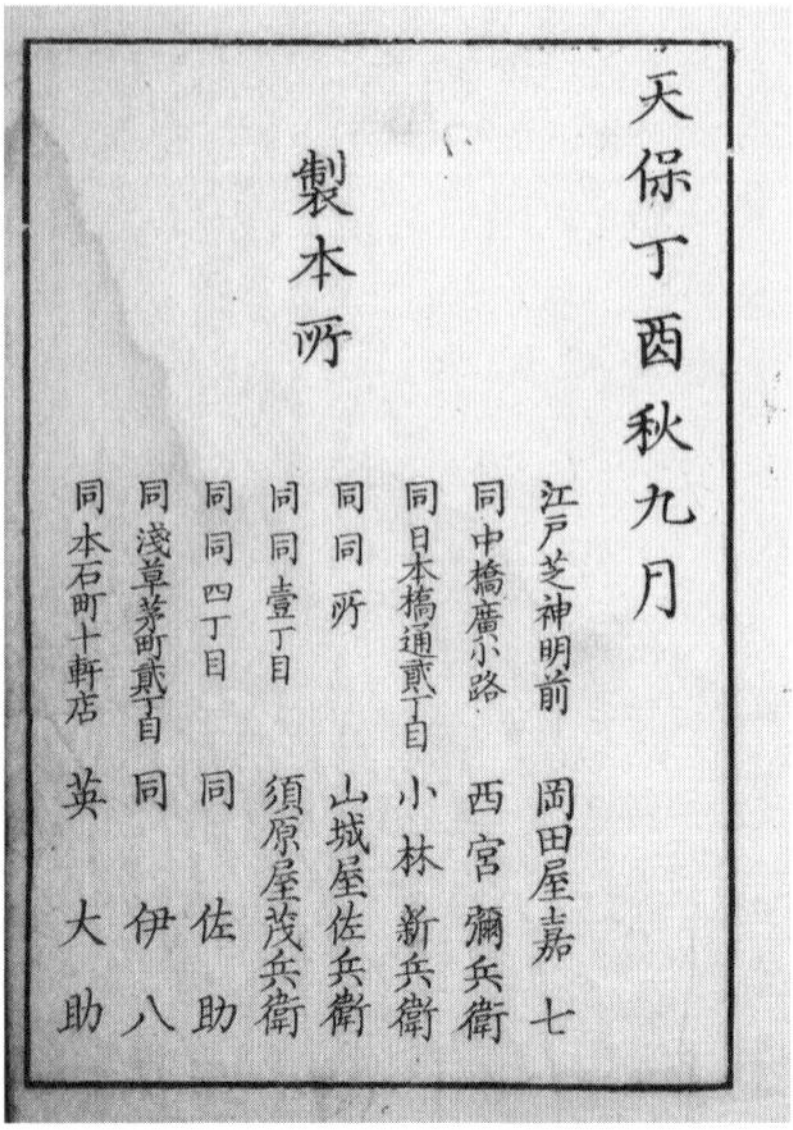
天保丁酉秋九月
製本所
江戸芝神明前　岡田屋嘉七
同中橋廣小路　西宮彌兵衛
同日本橋通貳丁目　小林新兵衛
同同所　山城屋佐兵衛
同同壹丁目　須原屋茂兵衛
同同四丁目　同　佐助
同淺草茅町貳丁目　同　伊八
同本石町十軒店　英大助

図49　『草木育種後編』奥付

名を記す（図47）。本史料もまた、前編の印刷年を記した後編の奥付である。珍しい特徴は、刊記の傍らに『草木育種』の宣伝文を載せる点である。宣伝チラシ（図38）とほぼ同一の文言で、こちらの方が文字数が少ない。チラシから削除された文言は、「草木の育て様を第一にして」「指《ゆびさ》すがごとく一つとして」「希《き》代《たい》の珎書《ちんしょ》」といった書物の価値を装飾的に表現した文言であった。はじめに図47の奥付の文言があり、後にチラシを刷るにあたり、装飾文を増やしたと考えられる。

　八刷は、天保七年五月の年紀と江戸の本屋、山城屋佐兵衛と山城屋新兵衛の二名の名がある（図48）。五刷以降、本屋の名前は、山城屋佐兵衛単独が多かった。六刷は、『本草図譜』奥付の転用の可能性が高いので、須原屋茂兵衛が販売書肆に実際に加わったのかは疑問である。この八刷でも二名に増えたが、同じ山城屋の系列であり、文化十五年以降五刷からこの八刷までは、版元である山城屋佐兵衛の手によると考えられる。だからこそ、チラシの版元も

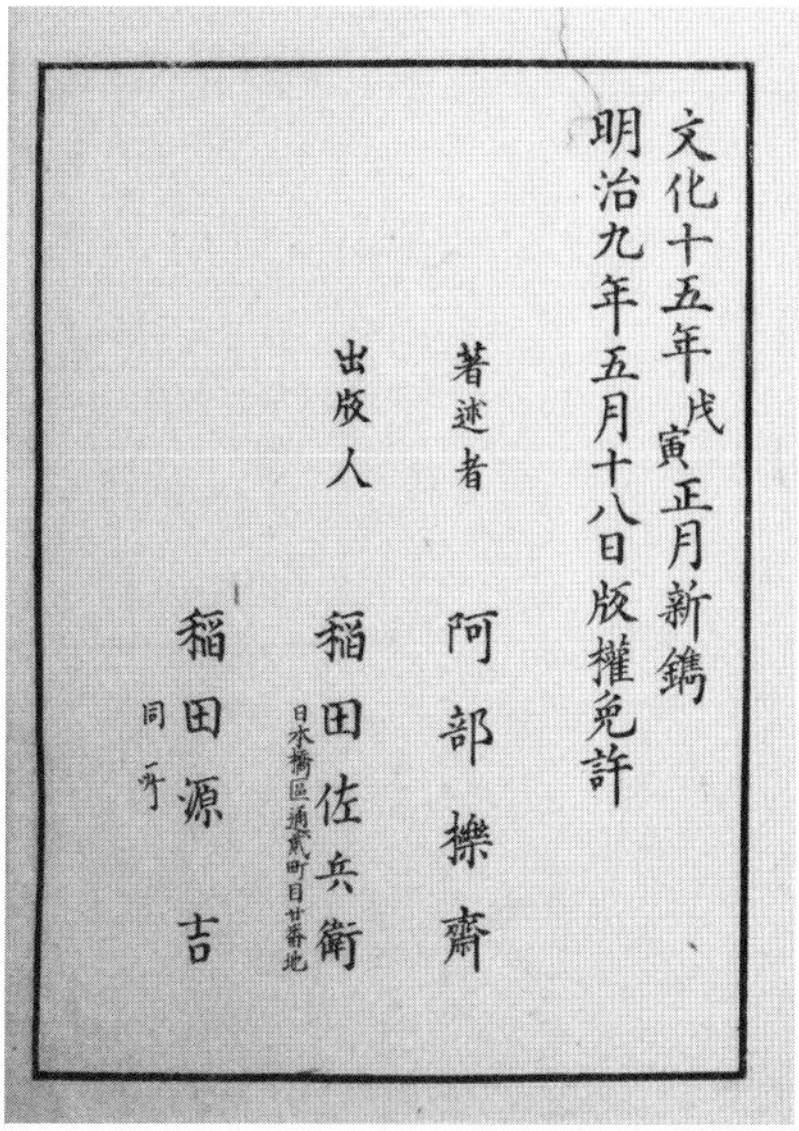

図50　明治版『草木育種後編』奥付

山城屋のみであったのであろう。

現在のところ、奥付の刊記により、文化十五年刊行の『草木育種』のみの印刷の回数が判明したのは、以上の八刷までである。しかし、八刷の一年四ヶ月後には、門人阿部櫟斎による後編が刊行されたことで、灌園の『草木育種』は自動的に前編になり、後編とセットとして扱われることになり、さらに刷りを重ねていくことになる。

おそらく初刷と思われる、天保丁酉（天保八年（一八三七））秋九月の刊記を持つ後編の奥付には、製本所として江戸の本屋八名が名を連ねる（図49）。師の灌園と比較すれば知名度の低い阿部櫟斎による後編の刊行は、ひとえに前編の高評価の賜物《たまもの》であろう。

後編を著した櫟斎は、さらに続編の刊行を準備していた。刊行にはおよばなかったが、天保九年四月の東條琴台《とうじょうきんだい》および優婆《うば》塞常善《そくつねよし》の序を有す櫟斎の自筆稿本が、東京国立博物館に所蔵されている。

後編はまた、明治九年（一八七六）五月十八日にも和本の形態で刷られている。奥付の著者名は阿部櫟斎とあるが没後の刊行で▲、版元の稲田佐兵衛は、山城屋佐兵衛のことである（図50）。

没後の刊行　櫟斎自身は明治三年に既に死没している。

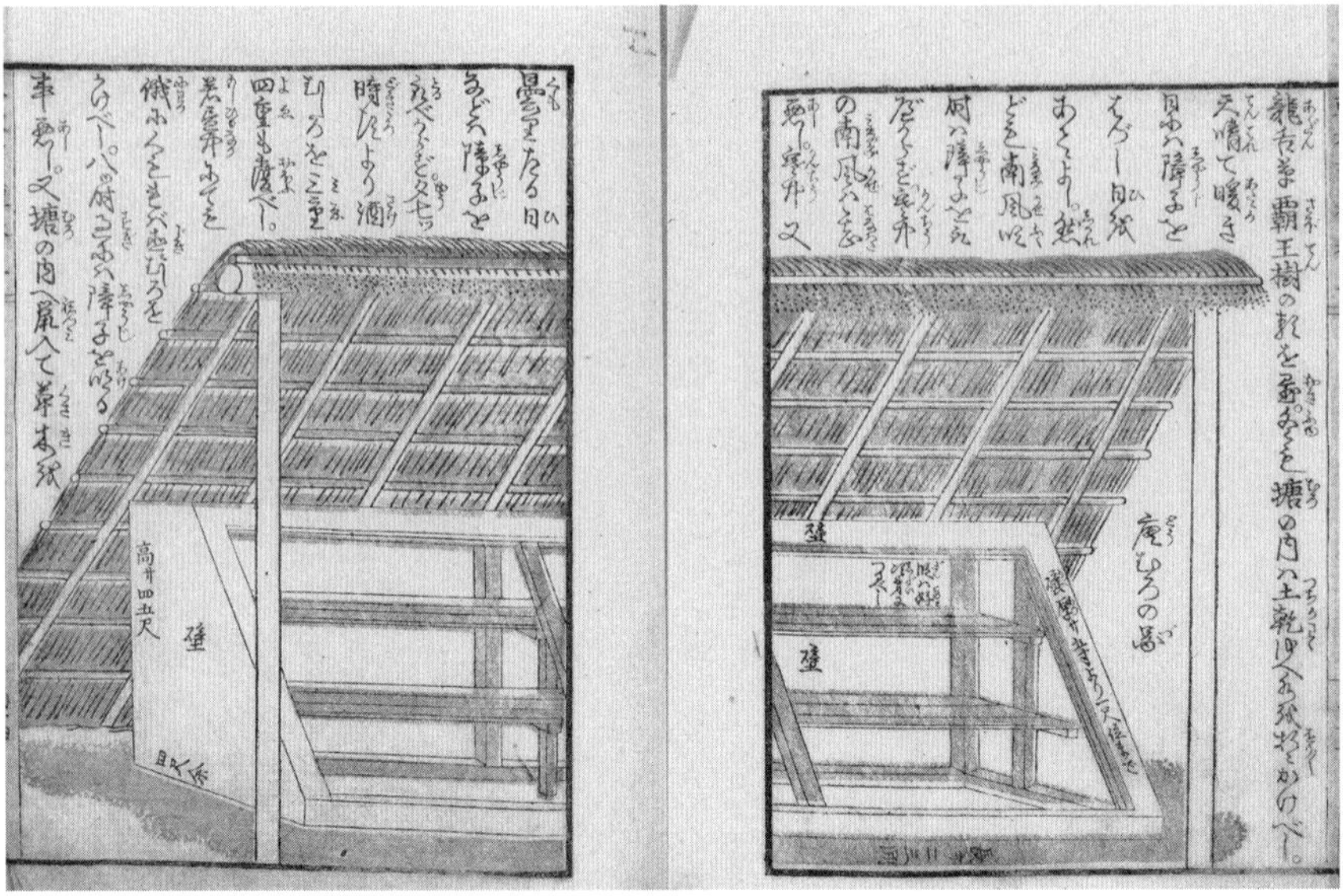

図51　江戸時代の温室「唐むろ」（『草木育種』巻上）

革新的な内容

八刷以上、いや後編を加えれば十刷以上という、増刷に次ぐ増刷を可能にしたのは、それまでの園芸書に比べて大きい判型、一つの植物だけではなく園芸全般にわたる内容、平仮名や図を多用した平易な記述などにより高評価を得たことによる。上巻に全般的に汎用できる栽培法、下巻に植物ごとの各論の栽培法を記し、イロハ順の目次も付けた。明治時代になっても板行され続けた、『本草図譜』に次ぐ灌園の代表作の一つである。

図51は、『草木育種』の「唐むろ」図である。神代植物公園では、この図をもとに復元模型を製作した（図52）。現在、この唐むろの図の描き手として、灌園の名と『草木育種』の書名は少しずつ有名になってきている。園芸書において、植物の図は多々あるけれども、道具や装置の図は予想以上に少ない。そのなかで『草木育種』は、詳細な図解をし、しかも寸法を記入することにより、実際の製作を可能としている。かつて私は温室の史料をもとめて近世文

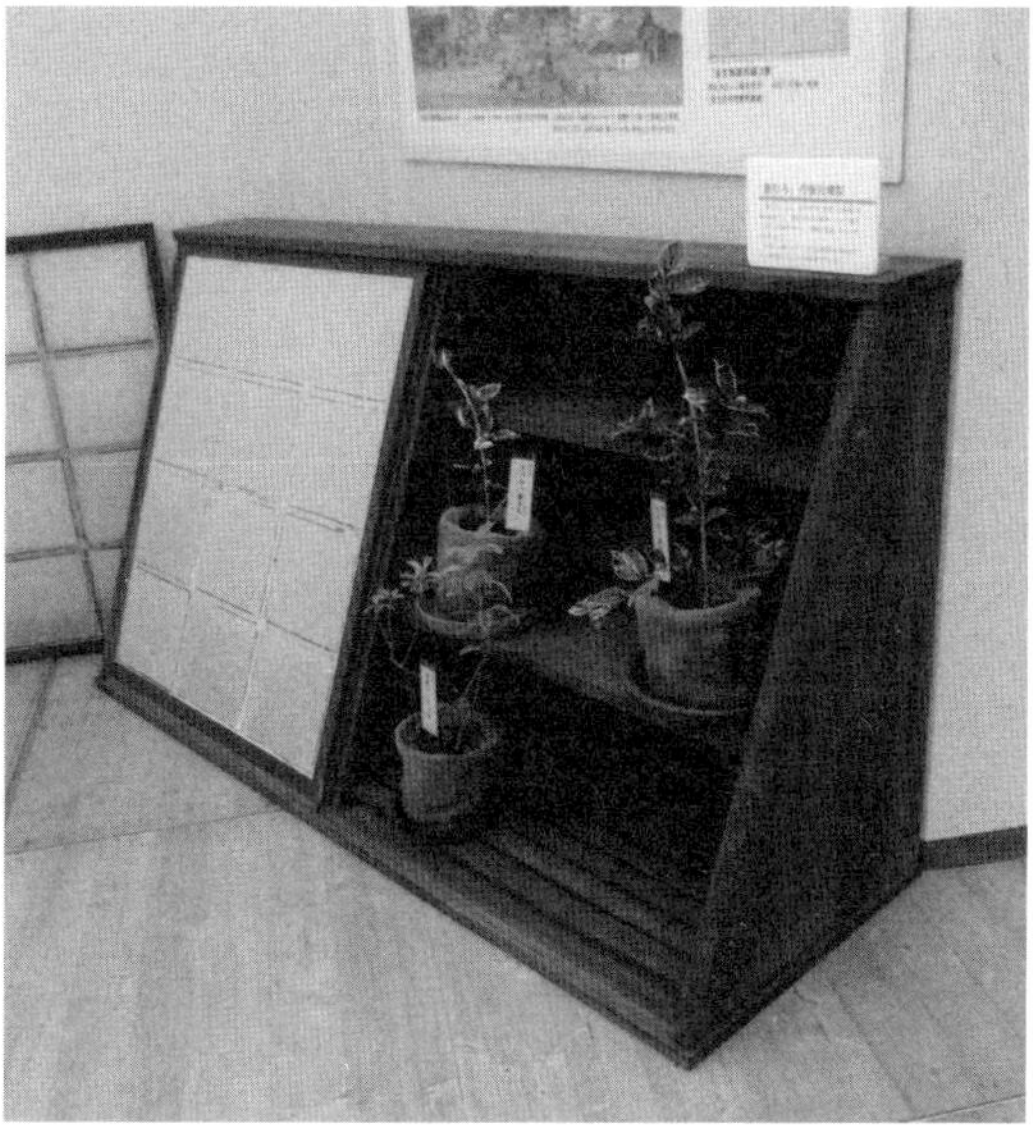

図52　復元された唐むろ　神代植物公園蔵

献を調べたことがあるが▲、大名庭園の絵巻物や画帖には見られたが、板本に描かれた唐むろの図は、後にも先にも『草木育種』以外はなかった。

唐むろは、わかりやすい一例だが、『草木育種』の高度な園芸技術と卓越した表現力は、図解のほかにもある。

『菊花檀養種』

弘化三年（一八四六）に刊行された、菅井《すげい》菊叟《きくそう》著『菊《きく》花檀養種《かだんやしないぐさ》』という書物がある。菊の品種、育て方を記し、菊細工流行時に刊行され、浮世絵師・渓斎英泉《けいさいえいせん》▲の図も美しく、園芸の展示ではおなじみの書物である。実務的な内容と達者な挿絵、加えて菊の種類も数多く掲載されるという、総合書の体裁を有しているため、かつては筆者も高く評価していた。しかし実は、オリジナル部分がきわめて少ない剽窃《ひょうせつ》（盗作）本であることがわかってきた。

本書の著者の菅井菊叟は、「すげー菊叟」というダジャレからわかるとおり、架空の人物である。序文を記す「一筆庵主人《いっぴつあんしゅじん》」の号が、挿絵を描く英泉の筆名「一筆庵」と同じなので、英泉その人が作者と考えられる。版元が、浮世絵のそ

温室の史料を……　平野恵『ものと人間の文化史 温室』（法政大学出版局、二〇一〇年）。

渓斎英泉　一七九〇―一八四八年。江戸後期の浮世絵師。遊女・芸妓に取材した美人画を得意とした。池田英泉。

甘泉堂　地本問屋。和泉屋市兵衛。浮世絵や草双紙を中心に発行した。

菊の園芸書　国立歴史民俗博物館編・発行『伝統の古典菊』（二〇一五年）および同博物館・青木隆浩編『人と植物の文化史』（古今書院、二〇一七年）所収「伝統の古典菊」を参照。

れとして著名な甘泉堂《かんせんどう》▲であることも、菊の園芸書▲の系列からは際立って異質な書物である。

問題の内容であるが、第十一丁裏の「菊根分《ねわけ》の事」では、

　菊の根分は九月十月ごろ親株の根元より出たる芽を分け取り、別に肥《こや》し土に植置《うえおき》、蘆簾《よしず》を低く係《かけ》、霜除《しもよけ》をなして養ひ置、春晴明《せいめい》の比《ころ》、花檀に肥し土を入替五六寸づつ隔て星を堀《ほり》、鳥の屎《ふん》と烟草《たばこ》の茎を細に切交《きりまぜ》て、是を星一つ宛へ入、菊を一本づつ植るなり。

と、単純でわかりやすい文章である。しかし、次の『草木育種』巻下の菊の記述を見てもらいたい。

　根分は九、十月比、根もとより出たる芽を分とりて別に植て、蘆簾を低かけ霜を除置、春にいたり晴明の頃に植ゆ。花壇へ瓶《つるべ》の大さに星を堀、其中へ右の肥土へ鳥の屎と、烟草の茎を切まぜて、是、星一つに菊一本植べし。

このとおり灌園の文章をそのまま借りて、多少の装飾をほどこした文だとわか

る。『菊花檀養種』のオリジナルは、五、六寸ずつ隔てるという部分しかない。
著作権もない時代のことなので、英泉を責めるべきではない。ただ、現代において本書を使用する場合、実際に栽培した人が執筆者でない点に留意した方がよかろう。さらにいえば、実際に栽培した経験から文章化し、盗用された、灌園の筆力を評価すべきである。

岩崎灌園の園芸技術

灌園の高度な園芸技術を披露した人物に、文政十二年刊『草木錦葉集《そうもくきんようしゅう》』の著者・水野忠暁《ちゅうぎょう》がいる。巻二「おがたま」の項には、

此品を岩崎某《なにがし》、台木《だいぎ》▲を工夫してつぎ《[接]》たるよし。その台木、葉もと皮の紋脈《もんみゃく》に心付、勘考《かんこう》▲発明せし事、予か輩の及ぶ所にあらず、実に絶妙といふべし。されども台木違ふゆへ三年余はたもつ《[保]》べからず。もし深く植穂《うえほ》より根を生ずれば、成木すべし。さはいへど草木の真物を勘訂《かんてい》［鑑定］するもの、物産家《ぶっさんか》の人々は格別なり。其業にあらずして、かかる精緻《せいち》の妙に至れる事、此岩崎に及ぶもの、当時東都にはよもあるまじと覚ゆ▲。

台木　接ぎ木の際、台となる木。

勘考　よく考えること。

大意　此品を岩崎某が、台木を工夫して接いだということである。その台木については、葉の根元や木の皮の紋脈に気をつけ、よく考えて発明してあり、私のような者が及ぶところではない。実に絶妙というべきものである。しかしながら、台木が違う木のために三年余りで枯れてしまう。もし深く植えて、接穂《つぎほ》から発根したならば、成長するだろう。そうはいっても植物の真贋《しんがん》を鑑定する技術は、（灌園のような）物産家（本草学者）の人びとは格別である。その業務に従事していないのにこのような精緻の妙に至る技術を有す人物として、この岩崎に及ぶ者は、現在の江戸にはおそらくいないと思われる。

下谷　東京都台東区北西部の低地を指す広域地名。

水野自身も、セミプロの園芸愛好家である。この水野をして、「当時東都にはよもあるまじ」、つまり「今の江戸では岩崎に及ぶ人物は一人もいるまい」と絶賛させた。加えて水野は「物産家」、つまり本草学者を、植物鑑定の技量の点で褒《ほ》めている。「其業にあらずして」の「業」とは、植木屋などの植木を商う生業のことであろう。岩崎より優れた園芸人は、植木屋にはいるかもしれないが、本草学者のなかでは江戸で一番と褒めたたえているのである。

栽培地域への言及

『本草図譜』で述べた例と同じく、『草木育種』にも限定された地域情報がそこかしこに見られる。桜草の記述は、前半は栽培法のなかに下谷《したや》▲という地名が登場し、後半は日光産雪割草、オランダ産の黄花桜草に言及する。

桜草　種類甚多し。悉《ことごとく》挙《あぐる》に暇《いとま》あらず。大抵黒ぼく土五升、下谷辺の溝《どぶ》のあげつちを曝《さら》し、墾《こな》し、細《こまか》に篩《ふるひ》たるを五升、鳥のふん《［糞］》を入てまぜ合せ、此土へ二月初に根を分植《わけうへ》てよし。一説に馬糞水《ばふんすい》を澆《そそげ》ば花多しと云。あまり肥過《こへすぎ》たるは、葉大にして、花の茎長く且少《すこなふ》して不揃《ふぞろひ》なり。またゆきわりさう《［雪割草］》あり。小ざくら《［桜］》と云。日光山にあり。葉小く花も頗《すこぶる》小く淡紅《うすあか》し。又阿蘭陀《おらんだ》には黄

色のさくらさう《〔桜草〕》ありといふ。▲

この記事には、本草書の特徴である、植物の姿、別名、産地、そして薬効についての言及がない。現代では園芸分野と定められ得ようが、本草学の一分野、物産学的視点からの記録である。このことは、もう一人、桜草に興味を持った本草学者の存在からも裏づけられる。幕府の医師で、江戸市中に薬草場をいくつも設けた渋江長伯《しぶえちょうはく》である。国会図書館には、長伯の押し花帖『サクラサウ』が所蔵されている。押し花六十二点の傍らに花銘を付したもので、「子《ね》年実生《どしみしょう》」により寛政四年（一七九二）壬子前後の成立とわかる。

江戸時代の桜草の文献資料は、朝顔や菊に比べるときわめて少ない。中国原産ではなく、多くの本草学者が参照した明の李時珍《りじちん》著『本草綱目』に記述がないためである。興味深いことに、中国にないものと薄々気づいているにもかかわらず、日本原産という考えに及ばず、原産地を西洋に求めた。国会図書館蔵『桜草写真』には、「桜草　漢名不詳／蘭語スレウデルブルーム▲」と、オランダ名を載せている。

薬効を求める伝統的本草学は、十九世紀に変質を遂げ、動植鉱物を集めては紹介する博物誌的な関心が高まっていた。それを助長したのが蘭学の知識や各地域

大意　桜草　種類は非常に多く、すべての種類をいちいち挙げることができない（ので省略する）。おおよその栽培法は、黒ぼく土を五升、下谷辺のどぶをさらった土を日にさらして耕し、細かい目でふるったものを五升、鳥の糞を入れて混ぜ合わせ、この土へ二月初めに根を植え分けるとよい。一説に、馬糞水をそそぐと花が多くなるという。あまり肥料が多すぎると、葉が大きく、花の茎も長く、かつ少なくなり、不ぞろいになる。また雪割草があり「小桜」と呼び、日光山にある。葉は小さく花もきわめて小さく淡い紅色である。またオランダには黄色の桜草があるという。

蘭語スレウデルブルーム　オランダ語で、Sleutel bloemという。

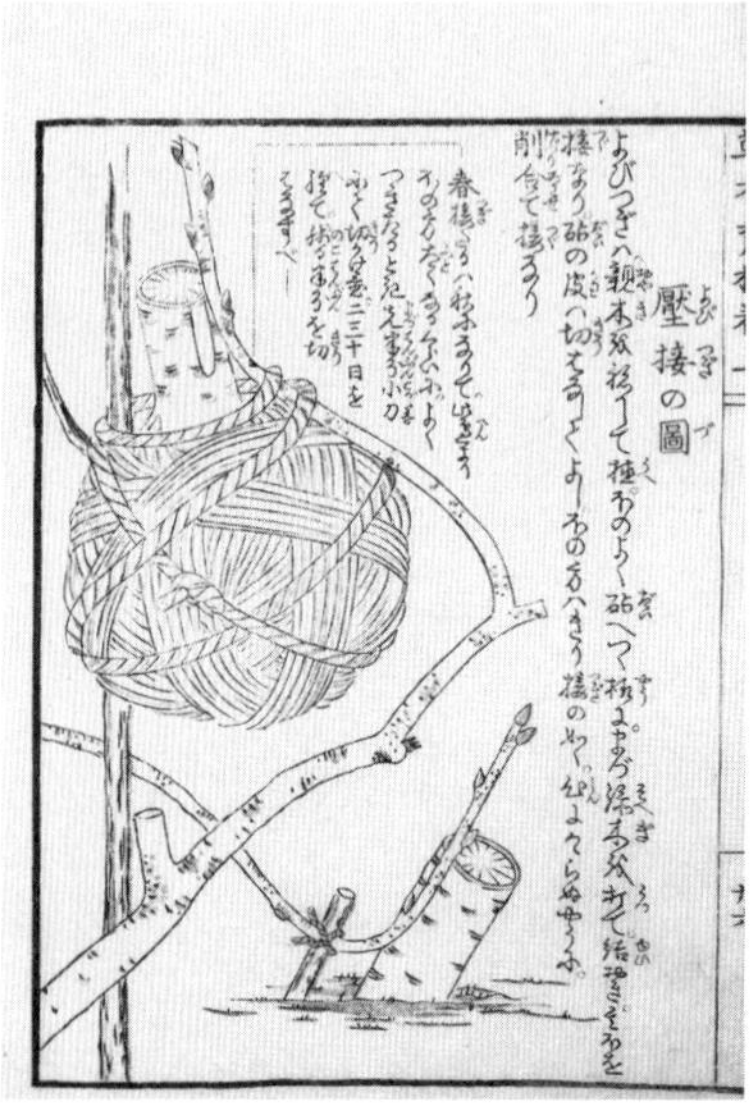

図54　『草木育種』よびつぎと皮つぎ

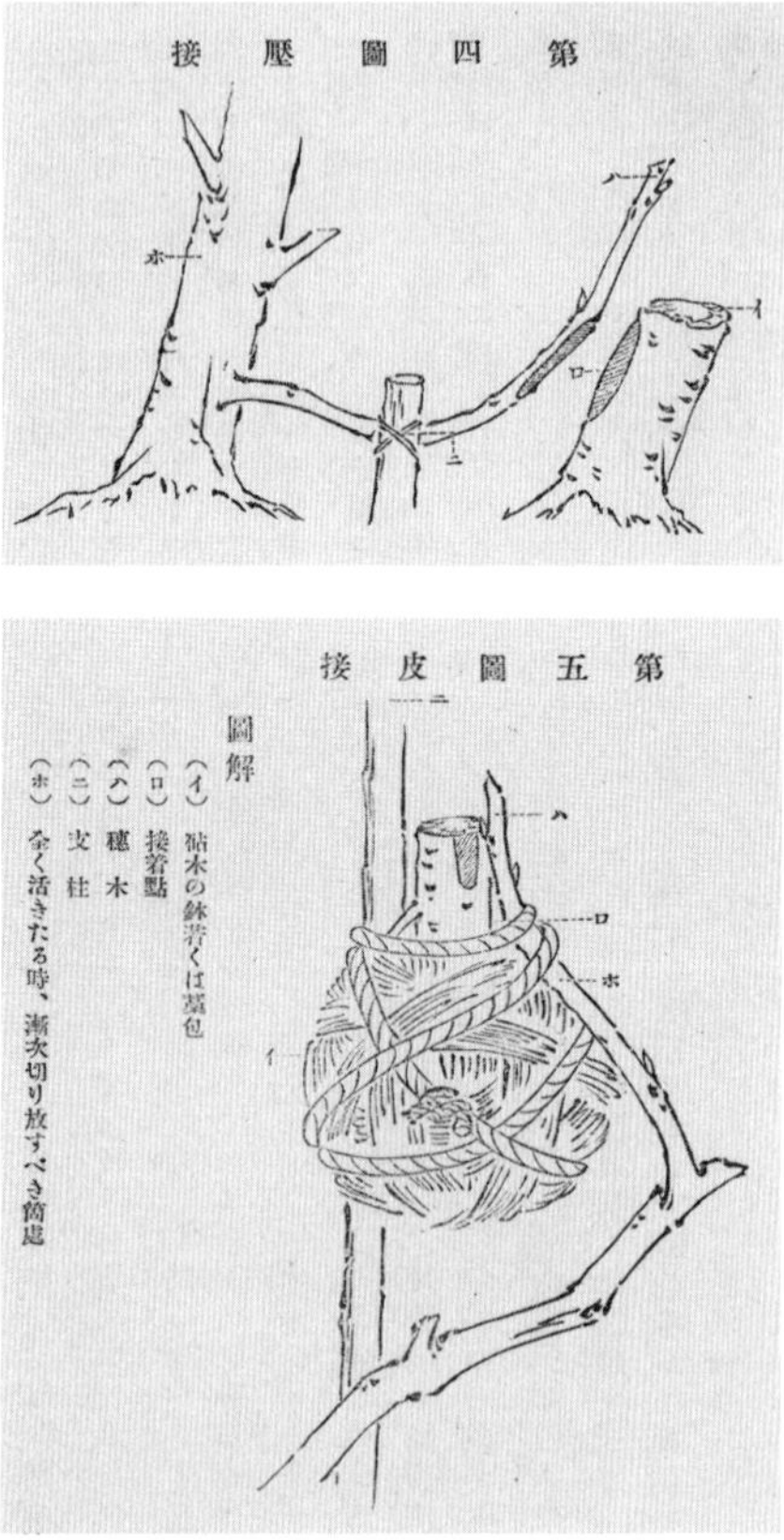

図53　『草木栽培書』第4図・5図

の名産を集めた物産政策の成果であった。

『草木栽培書』への影響

明治三十六年（一九〇三）刊、前田次郎著『草木栽培書』は、二十世紀になって出版された本ではあるが、約百年前の灌園の『草木育種』からの模写図を挿絵に用いる。

『草木栽培書』は、冒頭に「土壌」、「肥料」、「蕃《はん》（繁）殖《しょく》」の大項目を設け、全般的な栽培法を述べたあと、続けて一月から十二月に栽培すべき植物のあらましを掲載する。『草木育種』からの転写図はすべて繁殖にかかわるもので、「第一図　根接《ねつぎ》▲」「第三図　身接《はらつぎ》▲」「第四図　圧接《よびつぎ》▲」「第五図　皮接《かわつぎ》」「第六図　搭接《そぎつぎ》▲」「第七図　劈接《わりつぎ》▲」「第九図　圧條《とりき》▲」「第十図　玉捲《たまざし》▲」の計八図である（図53・54）。

明治後半になると植物学と園芸は分離され、園芸従事者は、品種改良に積極的に取り組んだ。『草木栽培書』において記述に力を入れたのは、品種改良の過程で重要となる挿し木や接ぎ木の技術である。この技術を百年近く前に的確に図化した『草木育種』の存在を、どれだけ重宝したであろう。二十世紀になってから『草木育種』の復刻は見られないが、こうした形で色あせることなく、存在価値を示したのである。

根接　根を台木とする接ぎ方。また、弱っている木に強い木の根を添え接ぎすること。

身接　腹接ぎ。台木の幹の側面に斜めに切り込みを入れ、接ぎ穂を差し入れる接ぎ方。

圧接　呼び接ぎ。寄せ接ぎともいう。台木の立ち木に母樹についたままの接ぎ穂を寄せ合わせ、水苔等で包み、活着したあとに接ぎ穂を切断する接ぎ方。

搭接　削ぎ接ぎ。端を斜めに削ぎ落とし、切り口を合わせる接ぎ方。

劈接　割り接ぎ。くさび形に削った接ぎ穂を、割り裂いた台木の切断面に押し込み、密着させる接ぎ方。

圧條　取り木。枝を切らないでその一部を土で覆い、あるいは水苔を巻き水分を保って発根をうながしたのち、切り離して独立した新個体として栽培する繁殖法の一つ。

玉捲　挿し木の方法の一種。赤土を団子状に丸めたところに挿すのでこの名がある。

四▼江戸の自然誌『武江産物志』と採薬記

谷中転居の理由

十九世紀日本では、「人名録」という書物が、京都・江戸をはじめ各都市で盛んに発行された。人名録は、学者や芸事の師匠の専門分野と名前、住居、在宅日などが記され、これを手に取る学者の卵が、先生を選ぶ情報源として用いた。▲灌園は、天保七年（一八三六）刊『広益諸家人名録』三編に、

物産 灌園 名常正 一名萬字 士方 一号又玄堂 根津権現後 岩嵜源蔵

と記載される。「根津権現」は現在の根津神社で、灌園の居住地、谷中近辺では、最も近いランドマークであった。灌園は毎月「八」の付く日に勉強会を開き、本草学者をはじめ植木屋や考証学者などさまざまな階層に門戸を開いた。▲

人名録には、現在の千代田・中央・台東区域など江戸中心部が多く記載され、

人名録は…… 佐渡の百姓、柴田収蔵は、遠く佐渡において、江戸の人名録を書写し、名のある学者への師事を望んでいた。平野恵「洋学者・柴田収蔵と江戸の本屋」（『アジアの中の日本古典籍――医学・理学・農学書を中心として』、二〇一七年刊行予定）参照。

勉強会 「八」が付く日が開講日であった点は、国会図書館蔵『入門控帳』の記事より判明する。

拝領地 文政五年には百一坪を加えて貸与された（計二百五十一坪）。現在の東京都文京区春日一丁目、文京区立礫川《れきせん》公園に当たる。

鶴田清次 一八一七―九二年。幕臣。文久元年（一八六一）に蕃書調所《ばんしょしらべしょ》に新設された物産所《ぶっさんじょ》の業務につき、維新後は博覧会事務局の職員として働き、明治初期の博覧会業務を担当した。号、九皐堂《きゅうこうどう》。

「岩﨑灌園伝」 内務省博物局編『博物雑誌』所載、一八七八年。大正四

年（一九一五）白井光太郎「本草図譜ノ著者ニ就テ」（『植物学雑誌』三四六号）より引用。

郊外は少ない。先述の人名録で谷中在住は、灌園のほかには六名のみである。それまでの住居、下谷三枚橋付近は、藩士や幕臣が通うのに便利な都市部であるのに対し、郊外に位置する谷中は、学問の場としてはマイナス要素が多い。あえて谷中を選んだのには、理由があると考えられる。

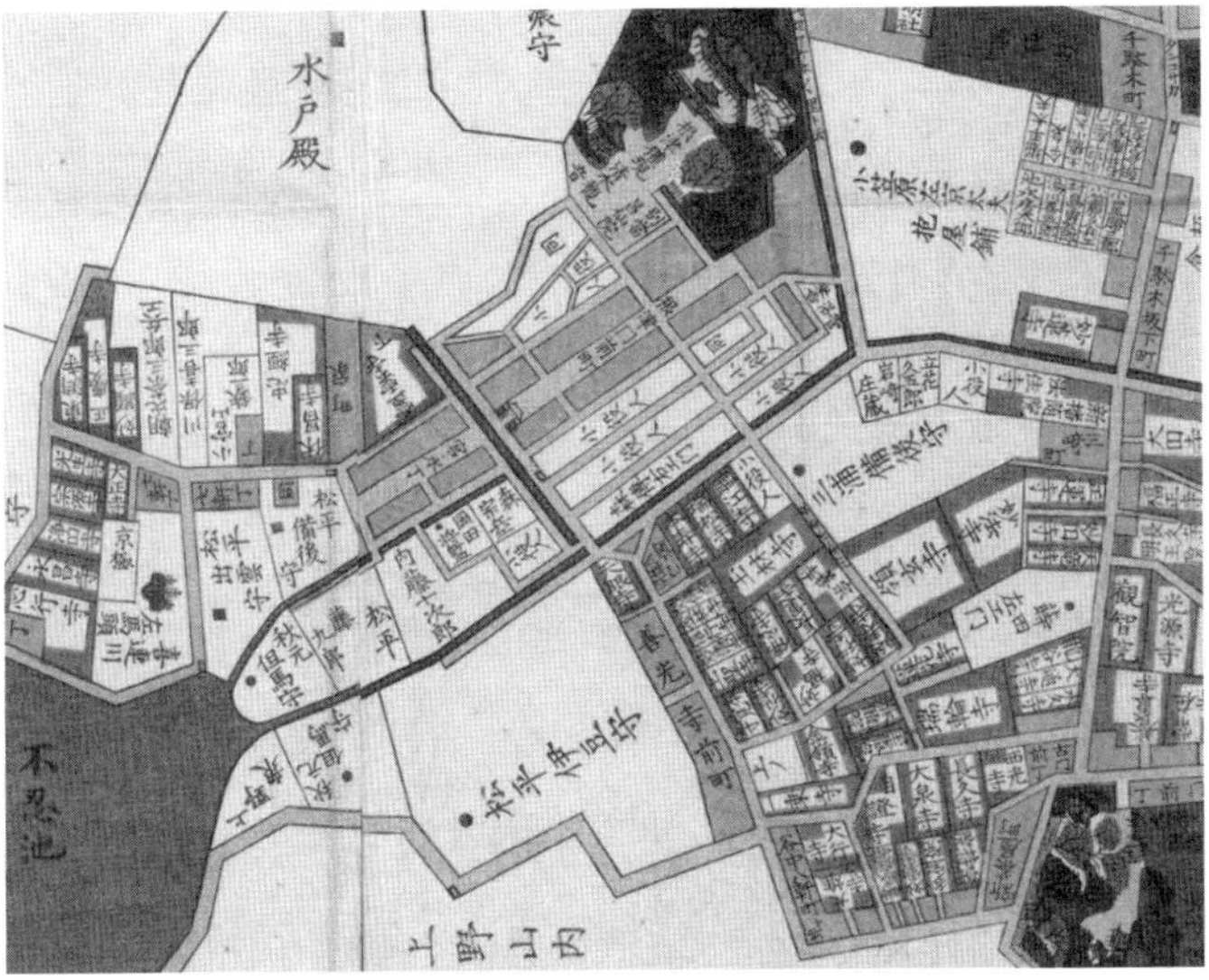

図55 『小石川谷中本郷絵図』部分

灌園は、文政七年（一八二四）頃に谷中に移住したと考えられる。嘉永六年（一八五三）の『小石川谷中本郷絵図』（図55）には、「岩崎庄蔵［正蔵］」と灌園の息子の名が記される。方角は右上が北を指し、西側に根津神社、二軒おいた北隣の法住寺は『本草図譜』に蓮図がある寺院、さらに北側の団子坂は植木屋集住地帯である。南側「松平出雲守」は、本草大名・前田利保のいた富山藩上屋敷、その南西はカヤツリグサを発見した不忍池である。地図上にはないが、一・六キロメートル北に道灌山《どうかんやま》、二・四キロメートル南西に幕府から拝領した薬園があった。

灌園は、文政三年に幕府から小《こ》石川《いしかわ》富坂《とみさか》火除地《ひよけち》のうち百五十坪を借り受け、薬種上納を条件に土地を拝領した（図56）。灌園門人の鶴田清次《せいじ》は、「岩崎灌園伝」において、「後、居ヲ谷中ニ移シ、薬卉《やつき》ヲ植エ、巴籬縦横《はりじゅうおう》、磁盆相接《うえきばちあいせつ》ス。灌園日ニ其ノ間ニ逍遥シ、親《みずか》ラ培灌《ばいかん》ヲ加ヘ、以テ薬トナス」と、灌園の栽培と薬の関係を簡潔に伝える。

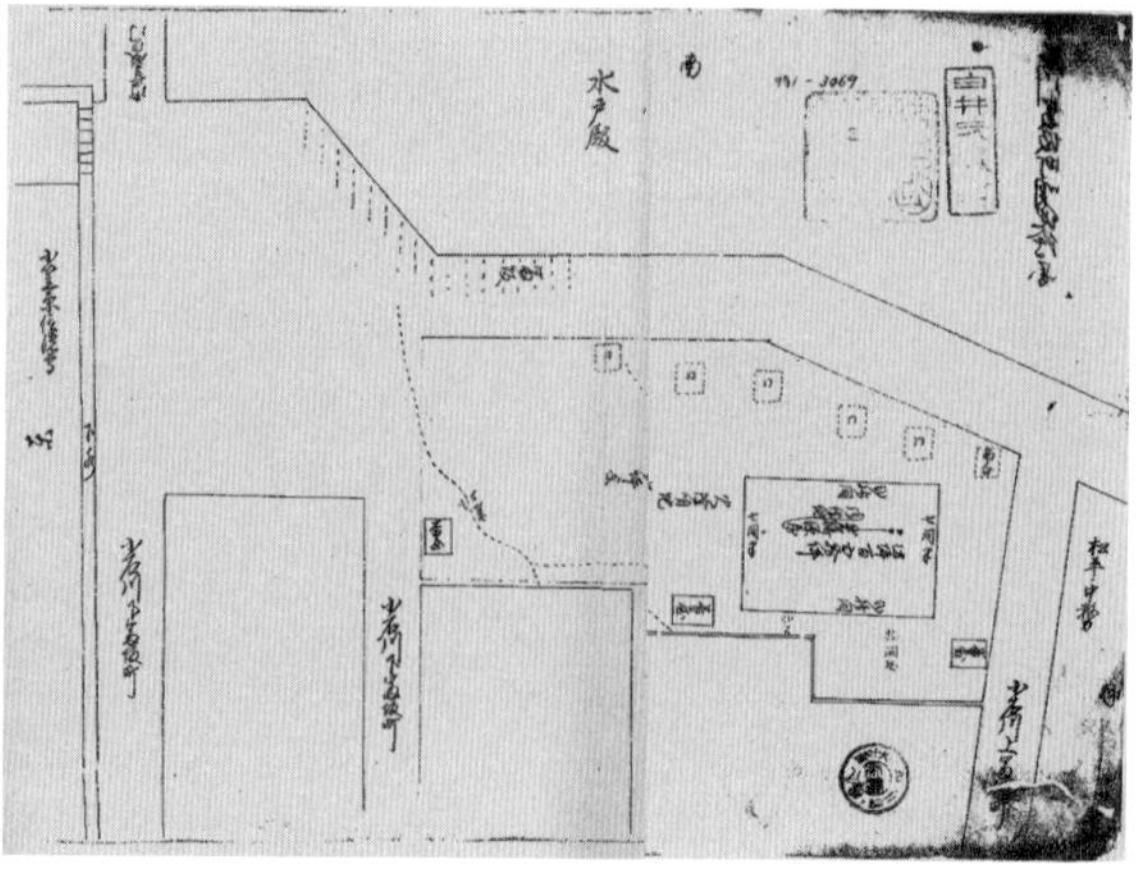

図56「小石川冨坂町明地絵図」

大意　後に住居を谷中に移し、薬草を植えて、その薬草園は、垣根で囲い込み、磁器の植木鉢がびっしり並んでいた。灌園は毎日、その間を歩き回り、自ら水やりし、肥料を与え、この植物から薬を製した。

現代では見落としがちな視点に、栽培の担い手としての本草学者の存在がある。彼らは日常的に植物を栽培した。大名であれば広大な庭園に薬園を設け、江戸市中に住まう医師兼本草学者は、庭で植物を栽培して葉や花を観察した。庭の面積を大きくとれ、土壌が良質な谷中は、栽培に適しており、しかも植木屋が近いために、情報収集にも便利な土地柄であった。

採薬記としての『武江産物志』

もう一つ谷中を選んだ理由に、薬草の宝庫・道灌山で日常的に採薬できる近さが挙げられる。採薬は、幕府の命による産物調査の目的で、享保・元文年間（一七一六―四一）に全国規模で行われた。その報告書たる産物帳の執筆のために、採薬記は必要不可欠であった。江戸地域の産物帳は存在しないため、武蔵国江戸の産物を記した『武江産物志』が江戸時代唯一の産物記録になる。

『武江産物志』は、序文に「文政甲申孟春《こうしんもうしゅん》」とあるとおり、文政七年（一八二四）正月、灌園の私塾「又玄堂《ゆうげんどう》」で執筆された。下谷三枚橋の徒士屋敷から転居してまもなくの執筆と考えられる。板木によって刷られた板本であるが、奥付に書肆名がないことから、自費出版とわかる。

この本には二つの大きな特徴がある。一つは遊観類・名木類の記事で、何の花が、いつ、どこで咲いているかを載せた花のカレンダーと名所案内を融合した「花暦」の性格を持つことである。もう一つは、江戸近郊の採薬記としての特徴である。

序文は漢文で書かれ、現代語に訳すと、次のとおりである。

私はしばしば海山の物産の産地、季節を記してきた。今ここでわずかではあるが、江戸近郊の採薬の知られざる土地を掲載することによって、有用のもの、野菜、果実、飛び動くもの（動物のこと）、遊観できる植物を記し、『武江産物志』と題す小冊子にまとめた。別に一寸を一里の縮尺にした略地図『武江畧図《りゃくず》』も添えた。本書が採薬・遊覧の一助となるのを願うばかりである。

これによると、第一の目的は採薬、第二は遊覧であったとわかる。

『武江産物志』の全項目数は九百四十一点を数えるが、ここから地名記載がな

堀之内大宮 現、東京都杉並区大宮。
尾久の原 現、東京都荒川区の隅田川の南岸に広がっていた野原。
鼠山 現、東京都文京区目白。
志村 現、東京都板橋区志村付近。
飛鳥山・王子 現、東京都北区王子に現存する飛鳥山を中心とした地域。

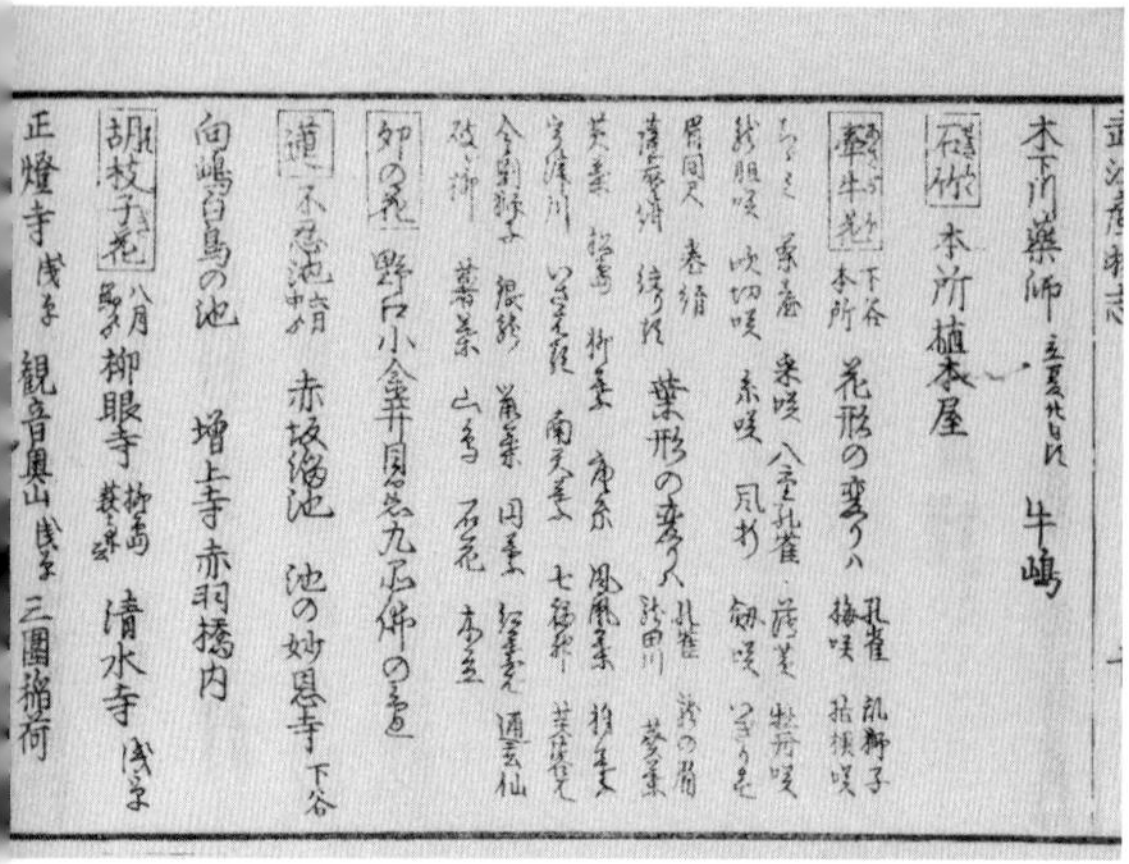

図57 『武江産物志』初刷本

い項目を除き、また遊観類百三十六・名木類八十七・動物（虫類十二、海魚類三十二、河魚類十五、介類八、水鳥類二十一、山鳥類四十一、獣類九）を除いた薬草類三百九十八種に対する地名の概略は、次のとおりである。

まず広域地名（上野辺・多摩川辺・隅田川辺・本所辺など）を掲げ、ここに生育する動植鉱物名を地域別に編纂する。個体の特徴に関する説明はなく、別地域でも自生する場合は、地名を割注等の表記で示す。広域地名「道灌山」の項目には、百十八種の植物の記載があるが、別の地域、例えば「堀之内大宮」にも掲載がある場合も少なくない。こうした場合も含めて計算した結果、上位には道灌山（含中里・平塚）が百二十六箇所、堀之内大宮三十八箇所、尾久の原三十一、上野辺（含谷中・不忍池）二十九、鼠山二十四、志村十八、飛鳥山・王子十八、千住十七の地域があがった。この結果を見る限り灌園は、非常に狭い範囲（谷中の自宅からいずれも半径十五キロメートル以内）で採薬したようである。そして他を引き離して最多を数えたのが、道灌山であった。『武江産物志』は主に採薬を目的に執筆されたので、日常的に道灌山へ採薬できる地、谷中へと転居した理由は自ずと明らかになろう。

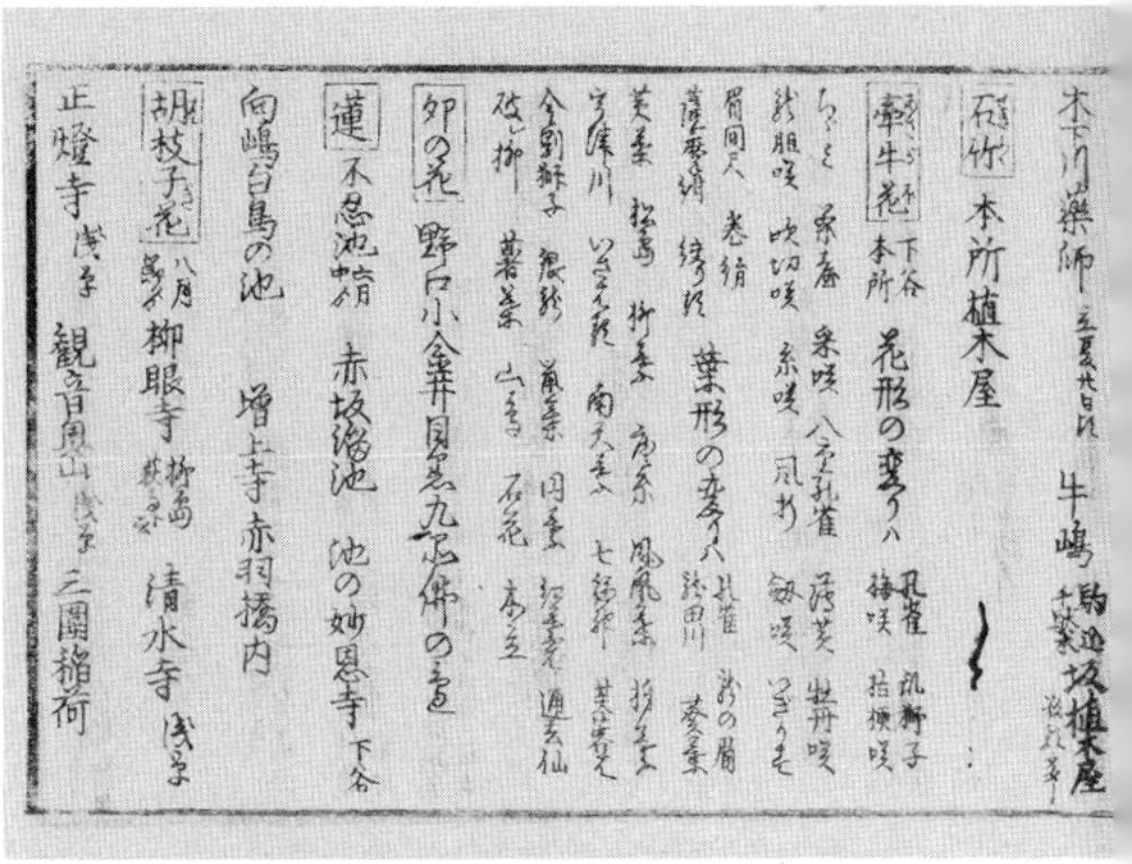

図58　『武江産物志』後刷本

埋木　板木の一部を削り取って、新たに小片を埋め込み、補刻すること。

後刷本に加えた植木屋の情報

『武江産物志』には、板木を削った後に埋木《うめき》▲をほどこし、再度印刷した後刷本《のちずりぼん》が存在する。図57のオリジナルの初刷本に対し、図58は後刷本である。燕子花《かきつばた》の項、第十丁裏には、初刷本が「木下川薬師 立夏廿日頃　牛嶋」で終わっているところを、後刷本は下部空白部分に「駒込千駄木坂植木屋　数類多し」という文言を追加する。他の文字と比べて、刷りが黒いことがおわかりであろうか。追加情報はほかにもあり、菊の項で「駒込千駄木坂植木屋」が、紅葉の項で「百哥仙　駒込千駄木坂植木屋」が、それぞれ追加される。異同が認められたのは全部で五例あり、このうち三例が駒込千駄木坂（団子坂）植木屋の記事であった。文政七年、本史料を上梓した後、近隣の団子坂植木屋に取材した結果、わざわざ刷り直して改訂したと思われ、植木屋と近しく交際していた灌園らしい訂正といえよう。

『武江産物志』の稿本二種

『武江産物志』には、国会図書館に稿本が二種ある。『武江産物志稿本』と『採薬時記』である。

『武江産物志稿本』は、分類があらかた終わり、動植物名が列挙された完成直前の稿本である。分類が完成品とはやや異なり、稿本の「菜果類」を刊本では「野菜幷果類」に、同じく「薬種類」を「薬草木類」に、と名称を変更し、「蕈《きのこ》類」を追加するなど、より一般的な語を選んだ。稿本の段階では、「道灌山」などの広域地名ごとには並んでおらず、刊行にあたって地域別に再編成した。地域別に編纂する手法は、地誌と同じであり、これを携帯して採薬地に赴けるという利点がある。

もうひとつの稿本『採薬時記』は、もう一段階前の時点で執筆されたと目される。冒頭に一年間に行った採薬地が略記され、道灌山には、三、四、七―十月に訪れ、一年の半分は通っている。採薬地域は、「菜圃《さいほ》（小石川富坂の薬草園）」が最多で、次いで道灌山、ほかは鼠山が二回、大宮・練馬・▲新田・巣鴨・▲小梅・行徳が各一回書き留められており、本書は『武江産物志』稿本であるとともに「採薬記」そのものでもある。地域の傾向は、刊本『武江産物志』の見出し項目にある広域地名に準じる。灌園は、幕臣であったため江戸を離れての採薬はほとんど叶わず、江戸およびその近郊、現在の台東区・文京区・荒川区を中心とした地域をフィールドにした。稿本を見るかぎり、刊本『武江産物志』の成立は、江戸近郊の採薬記『採薬時記』をもとに執筆され、師の小野蘭山以来の、実地に対象物を

新田　現、東京都足立区新田・鹿浜付近。

小梅　現、東京都墨田区小梅・向島付近。

観察する伝統を継承している。

　採薬（植物採集）といえば、高山や秘境へ赴き、珍しい植物を採取するというイメージがあるが、これは現代人が作り上げたものである。江戸時代には、人家の庭も植木屋も八百屋も薬屋も立派な採薬地であった。イギリスのプラント・ハンターであるロバート・フォーチュン▲が頻繁に訪れたのは、植木屋が集まる地域、染井であった。園芸品を欲する者にとっては、植木屋の庭が有効な採薬対象地であろう。では、江戸の本草学者にとっての最適な採薬地はどこであろうか。

　前述のとおり、『武江産物志』薬草類における地名は、道灌山、堀之内大宮、尾久の原、上野辺、鼠山、志村辺、飛鳥山・王子、千住が登場回数の上位を占める。ここに挙がる地名は、採薬対象であるとともに、江戸市民が花見、月見など、四季を通じて行楽に出かける名所と一致する点に注目したい。

　名所という視点で考えても、道灌山が代表格である。天保七年刊『江戸名所図会』巻五には、「此地薬草多く、採薬の輩《ともがら》、常にここに来れり」と、「採薬の輩」が四季を通して訪れると述べる。『江戸名所図会』全編中、「採薬」の語が登場するのは、後にも先にもこの一箇所のみである。「採薬の輩」という表現も興味深い。和歌や漢詩の場合は、「雅客幽人《がかくゆうじん》▲」「詞人吟客《しじんぎんかく》▲」と、曖昧ではあるが肩書きが添えられるのに対し、「輩」では、ただの集団への呼称であり、この場合、医者

ロバート・フォーチュン　一八一二―一八〇年。スコットランド生まれの植物学者。万延元年（一八六〇）来日し、著書『江戸と北京』では、団子坂や染井で園芸植物を入手している。

雅客幽人　風流を理解する隠遁者。

詞人吟客　詩文を作る文人や風流人。

でも植木屋でも幕臣でも当てはまり、当時でもはたから見た限りではその区別が難しかったのではないかと思われる表現である。

花暦への影響

さて、もう一つの特徴、「花暦」の内容と後世への影響を見てみよう。名所を、花鳥風月など自然物の好適な時季別に記録したのが花暦である。花暦は、当初桜一辺倒であったり、項目数がわずかであったり、出板が途絶したりと、いずれも中途半端であったが、文政十年『江戸《えど》名所《めいしょ》花暦《はなごよみ》』以降、充実した花暦が板行されるようになった。刊行の背景には、四季折々の自然を伝える情報媒体に、随筆や錦絵が新たに参入、普及し、行楽のジャンルとして花見は欠かせないものになり、花を扱う植木屋さえも名所化していった点が挙げられる。▲

『武江産物志』における「遊観類」「名木類」の項目は花暦そのものであるが、後続の花暦に掲載される地名と完全に一致はしない。そこで、次にそれぞれの情報の比較を試みた。

花暦と『武江産物志』では、名所数が多いほど一致しない傾向にある。それは、天保五年刊『みやびのしをり』に顕著で、『武江産物志』との一致率は二四・二パーセントであった。地名一箇所で済ませる『武江産物志』に対し、『みやびの

刊行の背景……『十九世紀日本の園芸文化』第三部第一章参照。

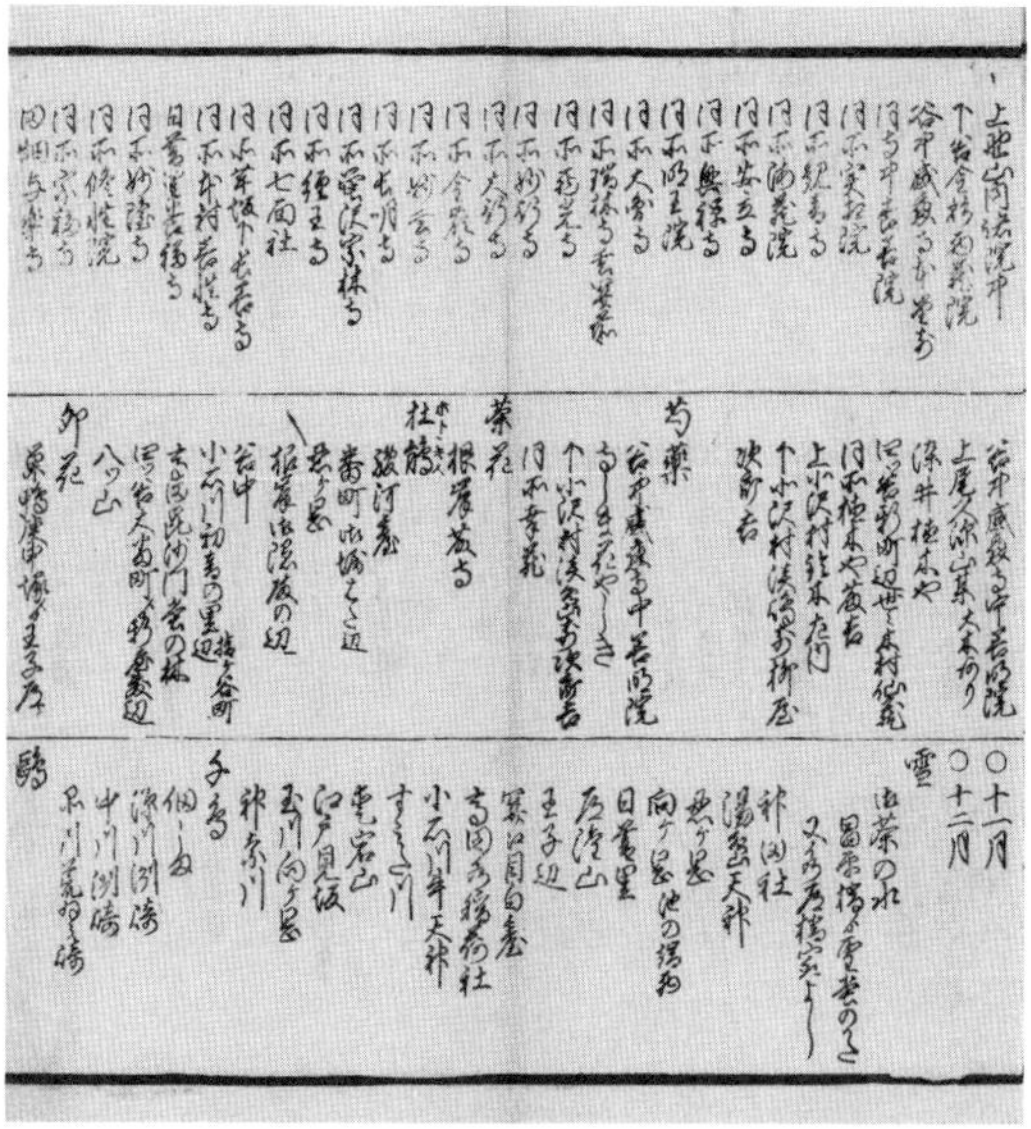

図59　『みやびのしをり』部分

しをり』は、その地域の寺社を少なくとも三箇所程度載せ、各項目では僅差でも、全体数ではその差が開いていった。例えば図59の上段の桜の名所の欄には、「同」または「同所」という谷中地域の寺社が二十四箇所も続く。これに比べて名所数が少ない、弘化二年（一八四五）刊『江戸花暦』の一致率は七九・八パーセントと高い。また、元治二年（一八六五）刊『元治二乙丑花暦』までくると、『武江産物志』から四十年以上も隔たっており、そもそもの名所情報が時の経過につれて変化したので、一致が少なかった（四八・六パーセント）。しかし、なぜか安政二年（一八五五）刊『名松名《めいしょうめい》木《ぼく》江《え》戸《ど》花暦《はなごよみ》』は名所数が多く、かつ『武江産物志』と年代が離れているにもかかわらず、一致率は七八・五パーセントと高かった。その理由を解く鍵が、次に挙げた凡例にある。

> 花ごよみ［暦］のたぐひ［類］、世に行はるる者すく［少］なからねど、節季のたがひ［違］あるも見えて、いづれを是とまよ［迷］ふも多かり。よりて［依］今は本草家某氏の説を本とし、花ごよみ数本を校正し、なほみづから［自］もこころみ［試］て、大よそ

たが《違》はざるものをしる《記》しぬ。▲［後略］

大意 花暦の類は、世に出版されるものは少なくないけれども、季節の違いもあると見えて、どの花暦を採用したらよいか迷う場合も多い。このため、今のところ本草家某氏の説を基本として、花暦数種を校正し、なお自分でも試みて、おおよそ他と異ならない内容を記した。

世にあるさまざまの花暦は、時季の違いがあるので、どれを採用するか迷う場合も多い。だから「本草家某氏」の説を基本として他の数点と比較し、自分でも調べ大筋で違わないよう記したと述べる。ここでいう本草家は、いうまでもなく岩崎灌園を指し、参照したのは『武江産物志』である。『名松名木江戸花暦』のほぼ三割にあたる八十一項が、『武江産物志』「名木類」全八十七項からの引用と判明した。「御行《おぎよう》の松」や「縁切榎《えんきりえのき》」など、特定の名木を記録するには、江戸の地理に明るくなければならず、江戸中を歩いて取材した灌園は、その知識を惜しげもなく公開し、後に続く花暦に影響を与えたといえる。

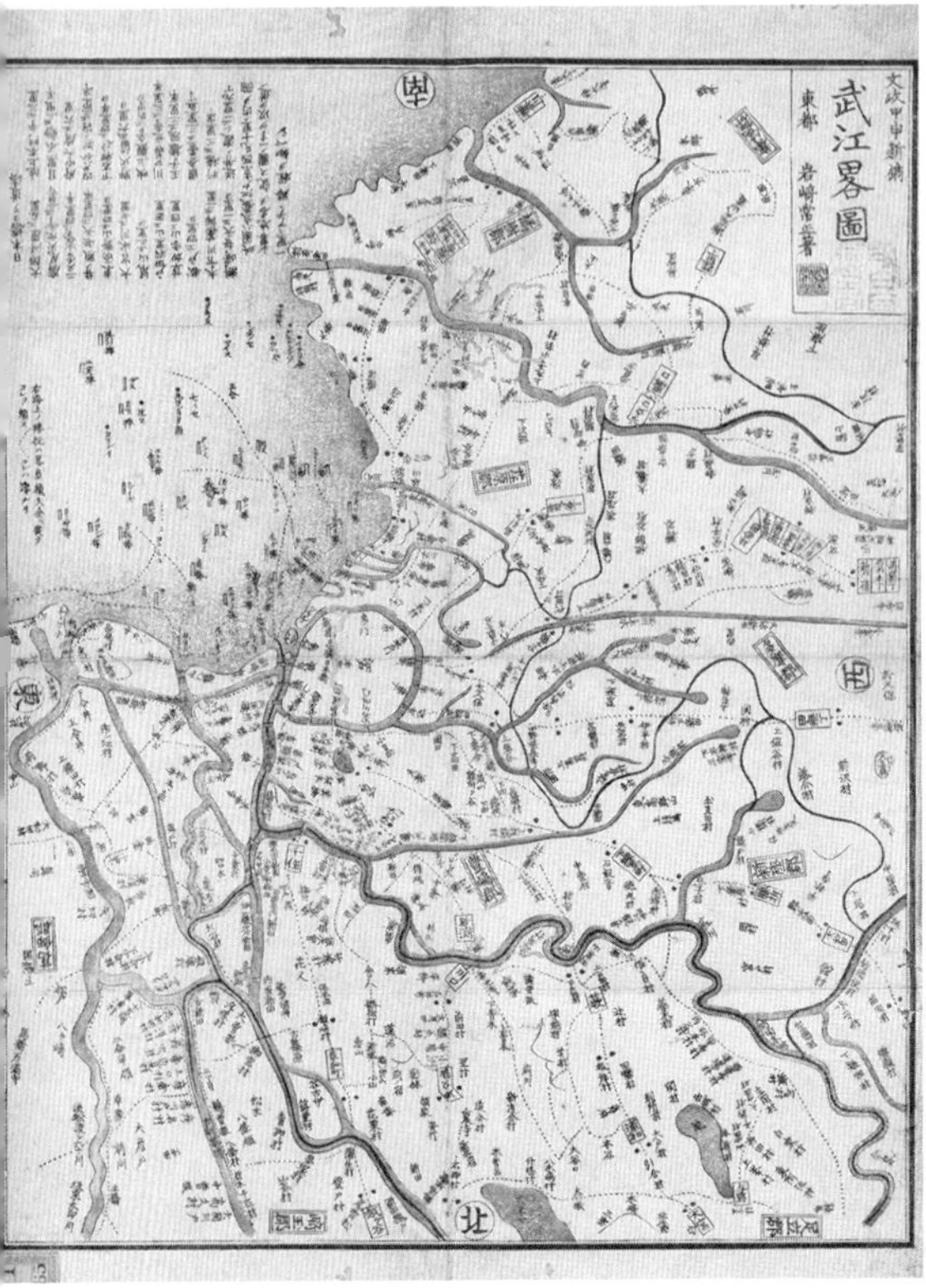

図60 『武江畧図』初刷

『武江畧図』『武江産物志』と花暦を付す江戸近郊図

『名松名木江戸花暦』著者の菅垣《すががき》琴彦《ことひこ》

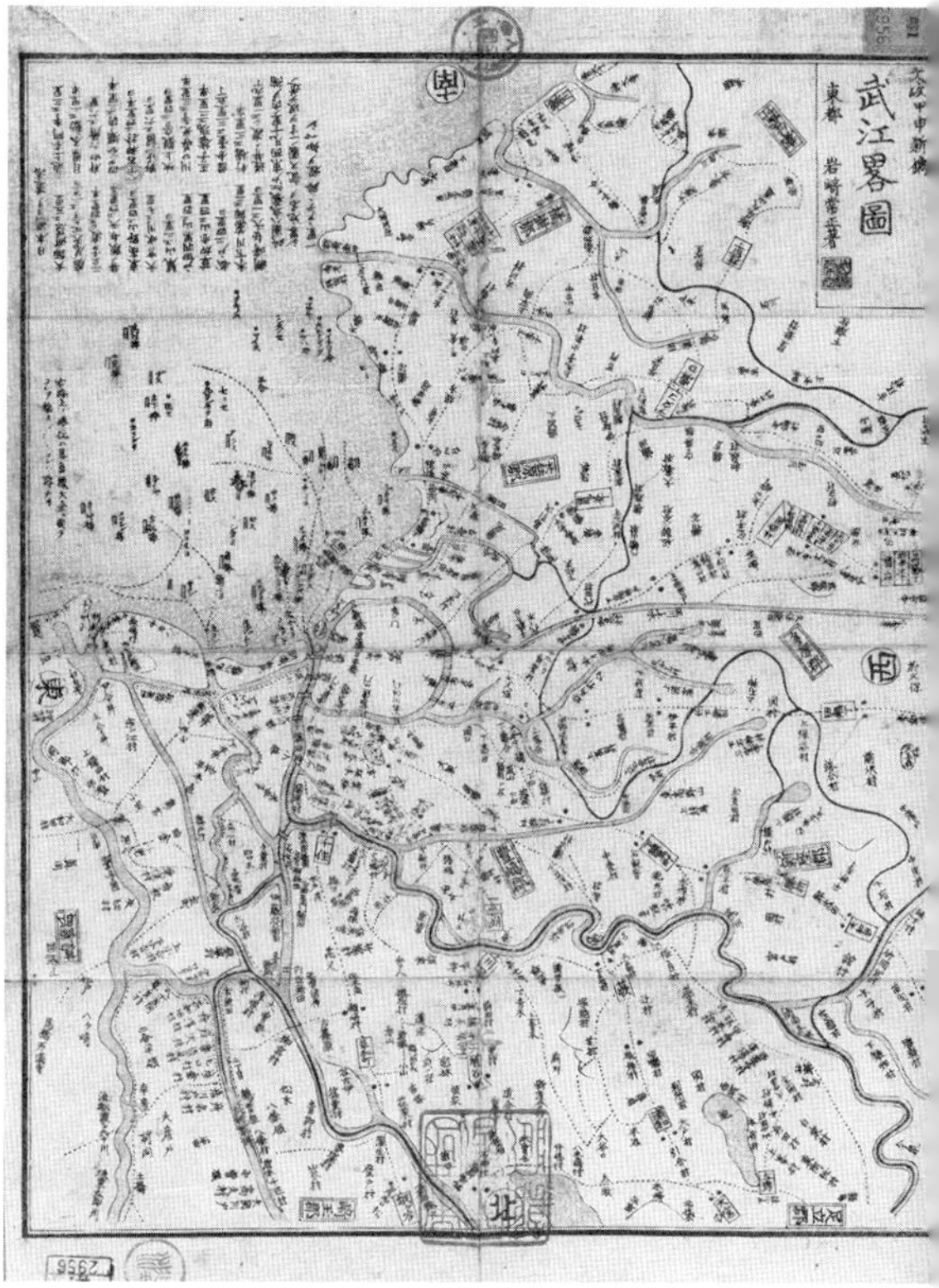

図61　『武江畧図』後刷

は戯作者であり、自身がその地を訪れている気配はない。対して灌園は、最も足繁く通った道灌山で薬草を調べ、かつ江戸内の名木をできる限り記した。すべて現地まで行ったかを知るすべはないが、一寸（約三センチメートル）が一里（約四キロメートル）になる割合で縮小して作成した『武江畧図』という地図の存在が、実地踏査の可能性を強くする。

地図はごまかしがきかず、作成当時の状況が明確に反映される。現に本地図では、地名の誤記が数箇所見られた。「廣浜」は「鹿浜▲」を指し、「木目村」は「木月村《きづきむら》▲」、「小野分村」は「小島分村《こじまぶんむら》▲」など、それぞれ誤記のまま刷られている。江戸から離れた地なので、灌園の知識が及ばず、足を運ばなかった証拠である。

『武江畧図』もまた『武江産物志』と同じく、刷りに二種類ある。色刷、墨刷の別で、海や川の水色の彩色が、薄墨色（灰色）になった程度である（図60・61）。白黒図版を掲載したためわかりにくいが、図60の方が水色の彩色をぼかして刷ら

鹿浜　現、東京都足立区鹿浜。
木月村　現、神奈川県川崎市。
小島分村　現、東京都調布市。

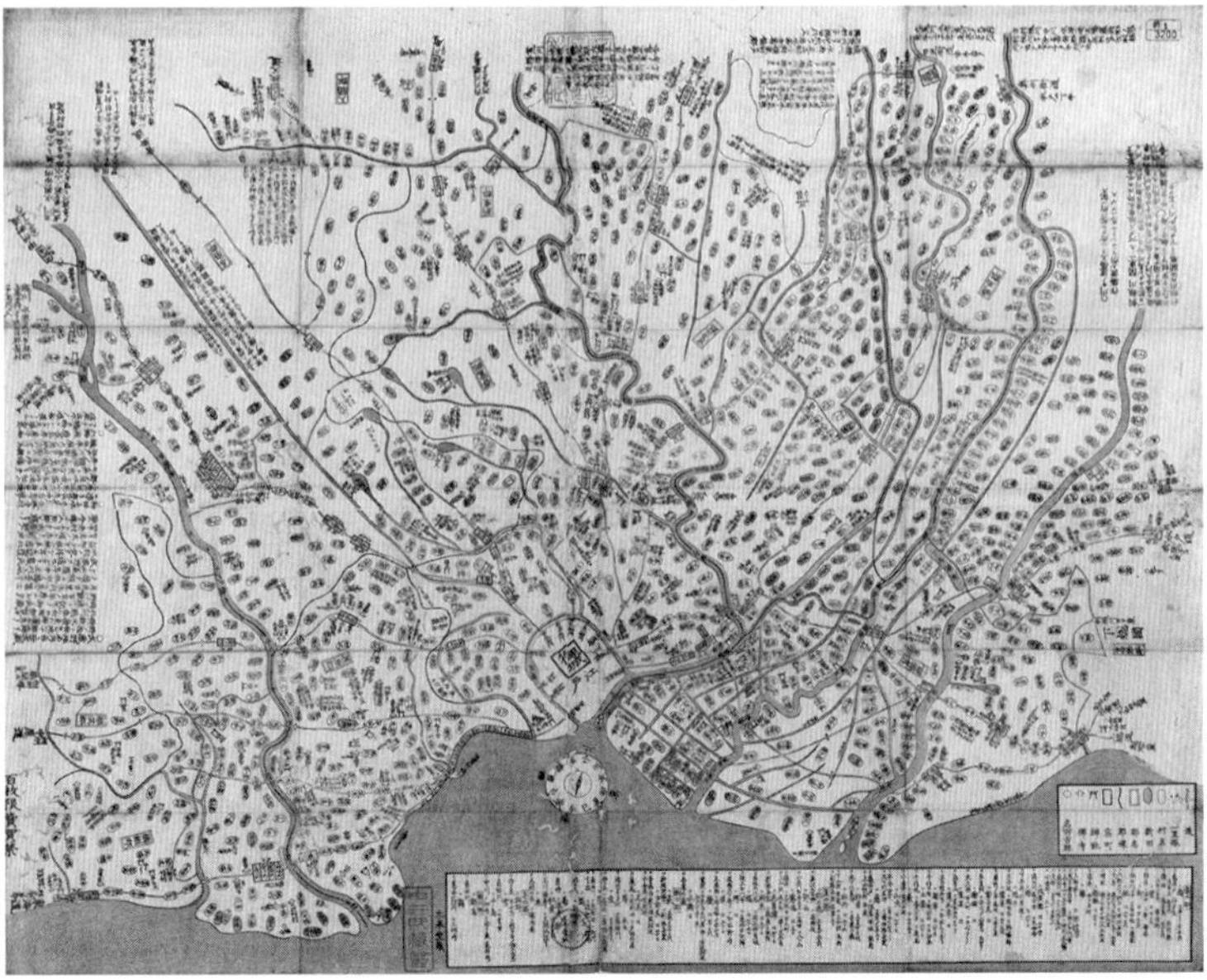

図62　『東都花暦名所案内』

れたため、海面と陸地の区別が容易につく。『武江産物志』の需要が高いため、もう一度増刷する段になって、経費節約のため墨刷になったと推測される。

次に、この『武江畧図』が影響をおよぼした絵図を紹介する。『武江産物志』と『武江畧図』の二つの特徴を合わせ持つ印刷物の誕生である。まず、刊行年が記された原資料は今のところ見つけていないが、文政八年に絵図『東都近郊図』の初版が刊行された（現存せず）。それを同十三年に改正した『東都近郊図』が刊行された。『武江畧図』によく似た内容であるが、格段に情報量を増やしている。これとは別に、刊行年を欠く『江戸近郊図』もほぼ同板で、現存する二図を比べると情報量が少ない『江戸近郊図』の方が古いと思われ、文政八年時の初版か、それに近い時に印刷されたものと思われる。さらに年紀を欠く『東都花暦名所案内』（図62）は、絵図部分は『東都近郊図』をそのまま踏襲し、余白を利用して図下方の匡郭内に花暦の情報を記載した。つまり、一連の絵図は全部で三種類刷られたことになり、制作はすべて仲田《なかた》惟善《のぶよし》が手がけた。この人物は、天保四年刊の花暦『花みのしをり』をも執筆している。その凡例によると、

一、小金井の桜・真間の楓の類、すべて江戸より七八里四方の内にある所の寺社・名所・古跡の里数・順路等は小帖の内につくし《〔尽〕》がたければ爰《〔ここ〕》に略す。予が先に著す東都近郊図に合せ見るべし。

と、花暦と絵図をセットで見てほしい旨が述べられる。これは、『武江産物志』『武江略図』の出板方針とまったく同一である。しかも、彼はこれでももどかしかったのか、絵図と花暦が一枚に収まる新しい形態の『東都花暦名所案内』を制作する。この絵図兼花暦の年代は不明であるが、『花みのしをり』刊行年（天保四年）以降の成立と考えられ、版元「九皐堂《きゆうこうどう》」は、灌園の門人、鶴田清次の号である。鶴田は、明治十七年（一八八四）の銅版『本草図譜』の版元も手がけている。鶴田の介在があったのだから、『武江略図』に似たものとなるのは当然である。

ただし、灌園は採薬のために出板したが、仲田惟善は絵図の識語に「遊行ヲ好

仲田惟善　？—一八四〇年。地図家。

『花みのしをり』　東京都立中央図書館蔵。「忍川舎」の号を持つ仲田惟善の編。なお、国会図書館蔵『花見のしほり』は『花みのしをり』の明治十一年一月の写本であるが、一部、都立中央図書館蔵本と内容が異なる。

大意　一、小金井の桜（現、東京都小金井市北部の玉川上水沿いの桜）・真間（現、千葉県市川市真間）の楓の類など、江戸中心部から七、八里（二七・五—三一・四キロメートル）四方の範囲にある寺社・名所・旧跡の距離・順路等は、小さな書帖のなかには書き尽くしがたいので、ここでは省略した。私が以前に著した『東都近郊図』を参照するとよい。

ム者ノ便トス（文政十三年板『東都近郊図』）」とし、「採薬」の語を消してしまう。読者の想定には、遊観する詩人、俳人、絵師など、また職業的必要がなくても遊観を好む不特定多数の人びとがあったのである。

『日本産物志』

最後に、『武江産物志』が後世に与えた影響に、もと尾張藩医・伊藤圭介編纂『日本産物志』を挙げよう。明治六年刊のこの書物が、「武蔵」の巻において最も多く参照したのは『武江産物志』であった。ほかにも灌園の『草木育種』や『江戸名所図会』を参考にしたことが、名古屋市東山植物園所蔵の稿本によってわかる。▲しかし完成した本文は、『武江産物志』の記事が単にイロハ順に並べ変えられただけで、著者である圭介自身の調査結果はほとんど反映されていない。また記事の踏襲にあたり、『武江産物志』の遊観類・名木類を採用しなかった。つまり花暦の部分である。この点に、娯楽面を含む近世と、物産学として「花暦」の内容は不要とした近代の差が現れている。

採薬目的の書物『武江産物志』における遊観部分が花暦に影響を及ぼし、付図である『武江略図』が、江戸近郊図という新しい絵図の形態を生み、さらに花暦情報も加えた『東都花暦名所案内』に到達した。しかし、ここでは採薬目的は忘

明治六年刊のこの書物…… 平野恵「十九世紀江戸・東京における採薬対象地域の研究」（『杏雨』一一号、二〇〇八年）参照。

れられ、その結果、明治時代の『日本産物志』でも取り上げられなかった。しかしこうした偏った見方はだめなんですよ、と諭《さと》すがごとく、灌園はなおも精力的に出版物を手がけていく。

は同八年刊。

五▼園芸ダイヤリー『種藝年中行事』

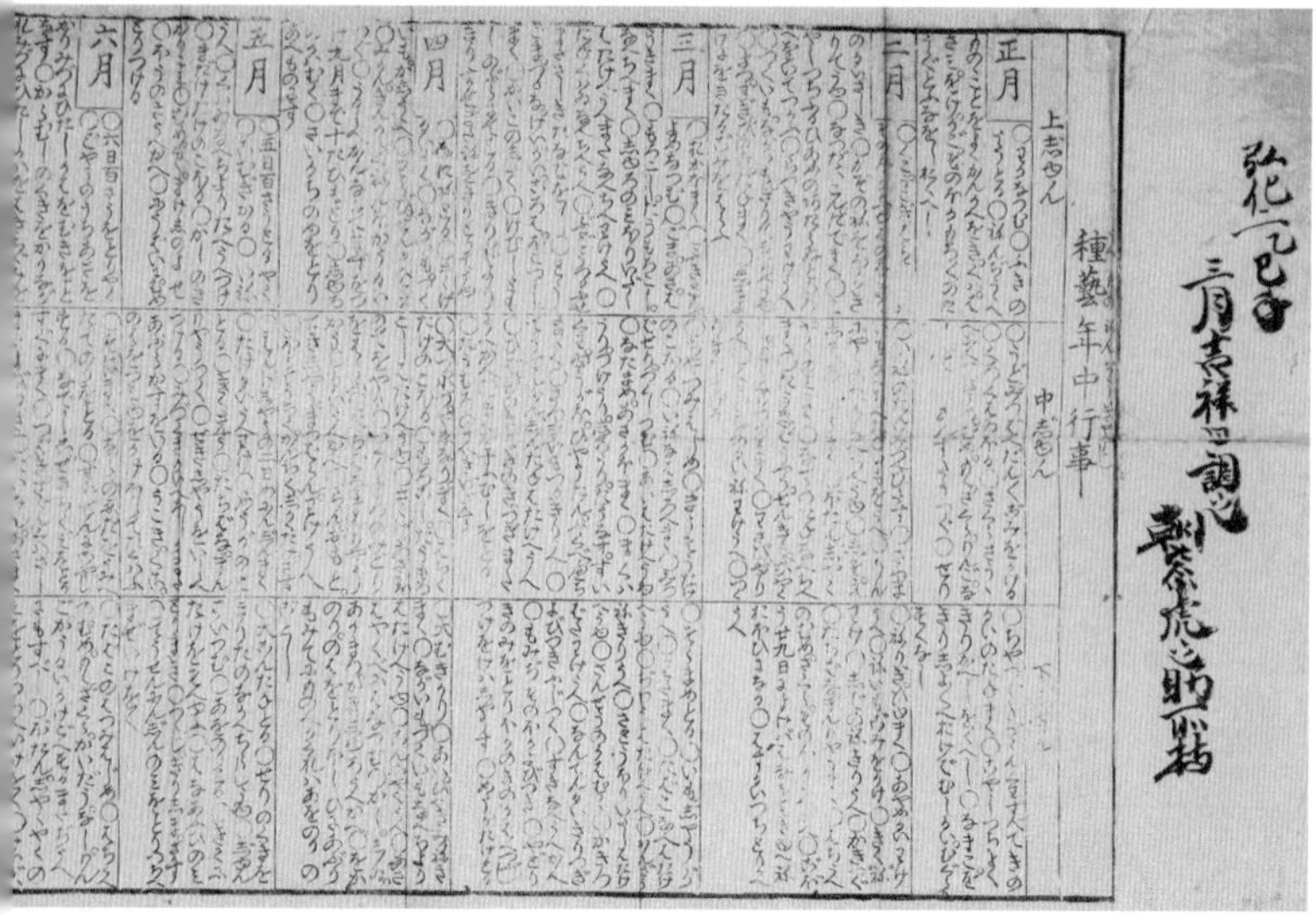
種藝年中行事
上旬
中旬
下旬
正月
二月
三月
四月
五月
六月

特異な表記法

灌園が執筆した書物に、『種藝年中行事《うえものねんじゅうぎょうじ》』という一枚刷がある（図63）。地図などに見られるような、表表紙と裏表紙が付く「鋪」という形態である。広げると三二・五×八三・一センチメートル、折り畳むと一六・六×八・三センチメートルで懐に入れて携帯できる（図64）。本史料は、これまで注目されることはなかったが、非常に風変わりな特徴を有す。そしてそれぞれの特徴に必然的な理由があり、明確な目的意識をもって作成されている。この点を検証する。

まず表記方法である。数字などごく一部の文字を除けばすべて平仮名という特異な表記法を採用する。これはなぜか。答えは、この一枚刷がいつ、誰のために作られたかを考えればよい。

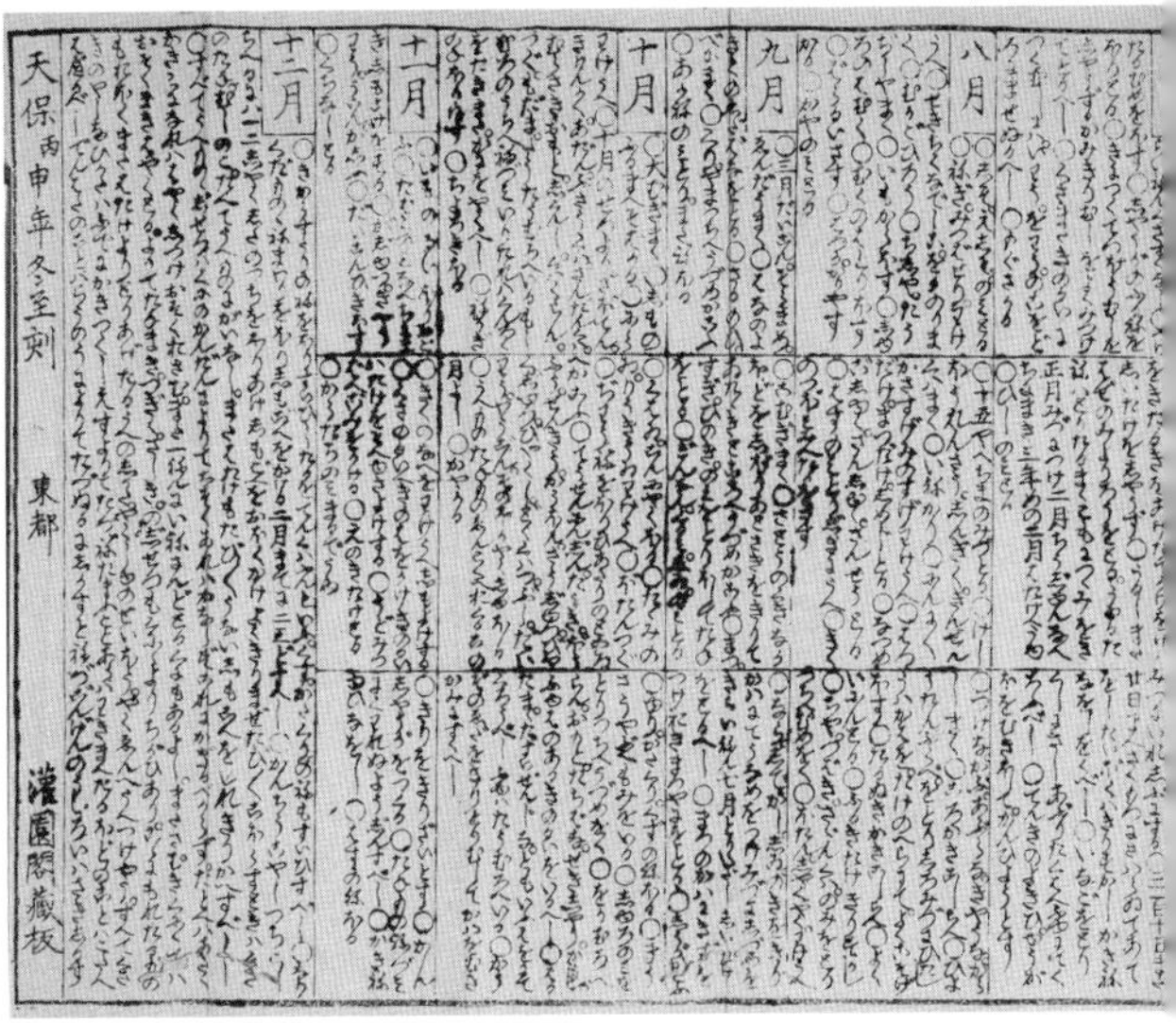

図63　『種藝年中行事』

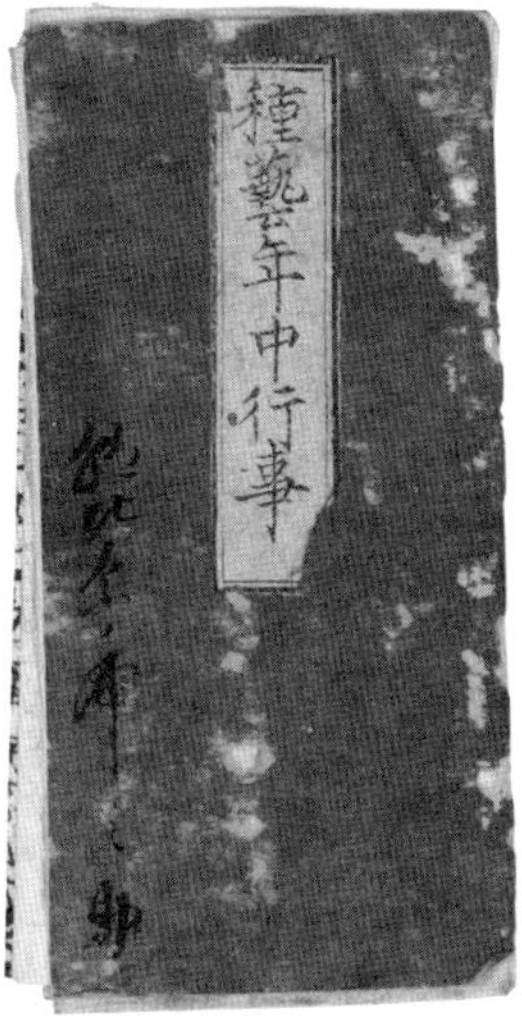

図64　『種藝年中行事』表紙

本史料の刊行年は、末尾に「天保丙申年冬至刻　東都　灌園閣蔵板」とあるので、天保七年（一八三六）冬至に出板されたとわかる。この年は、三年前の天保四年から関東・東北地方を襲った「天保の飢饉」の頂点に当たる。翌八年に起きた大塩平八郎の乱のきっかけは、前年に大都市・大坂でも餓死者が続出したためである。この歴史的飢饉を迎えた当時、食べられる植物の図や栽培法を記した「救荒書《きゅうこうしょ》」が多く執筆された。天保四年、建部《たけべ》清庵《せいあん》『備荒草木図《びこうそうもくず》』、同年の遠藤通《つう》『救荒便覧《きゅうこうびんらん》』▲、同七年高野長英《たかのちょうえい》『勧農備荒二物考《かんのうびこうにぶつこう》』など、続々と救荒書が執筆され、天保七年は刊行のピークに当たる。

さて、平仮名ばかりで印刷されたのはなぜかの問いに対する答えはもうおわかりであろう。『種藝年中行事』の読者層に想定したのは、難しい文字が読めない人びとであり、かつ飢饉によって最初に打撃を受ける層、すなわちそれは漢字が読める名主クラスではなく、水呑《みずのみ》百姓ら下層農民であった。飢饉を乗り切るために、彼らに野菜や花卉《かき》の栽培知識を与えるのが、執筆動機だったのである。

救荒書の特徴

次に、救荒書の特徴を他の書物を例に見ていく。灌園の門人、阿部櫟斎喜任《れきさいよしとう》も、救荒書『救歉挙要《きゅうかんきょよう》（豊年教種《ほうねんおしえぐさ》）』を天保四年九月に刊行した。内容は、先祖の阿部将翁照任《しょうおうてるとう》▲の説や櫟斎が試みた方法を載せ、さらに中国の本草書『救荒本草《きゅうこうほんぞう》』▲『本草綱目』などから飢饉に備えるべき記事を抜粋する。序文を櫟斎の師である東條琴台《きんだい》および親交があった畑銀鶏《はたぎんけい》の両名が寄せている。さらにこの二人も、救荒書を刊行している。両名ともに本草学者ではなく、琴台は儒学者、銀鶏は戯作者という顔をそれぞれに持つが、「人名録」編纂など雑学者といった方がふさわしく、さまざまな分野の書物を手がけている。▲琴台は『補饑新書《ほきしんしょ》』（同四年）、銀鶏は、『たくはゑでんじゅ家内の花』『日《ひ》ごとの心得《こころえ》』（同四年）『御代《みよ》の宝《たから》』（同五年）を著し、天保飢饉を乗り切るための啓蒙活動に積極的であった。櫟斎も雑学者的なところもあるが、▲祖先に阿部将翁という偉大な本草学者がおり、灌園の業績を継承した『草木育種後編』を刊行し、なお続編を予定していた点からも、自らの本分は「本草」であると意識し、本草学者だからこそ救荒書の執筆に手を染めたと思われる。

図65は、『救歉挙要』における、櫟斎の挿絵である。ヒガンバナやササユリの花と根の図を出し、ヒガンバナは、

阿部将翁　?―一七五三年。幕府の採薬使として、全国各地を踏査した。著書に『採薬使記』など。

『救荒本草』　中国、明代の本草書。王朱橚《おうしゅしょう》著、一四〇六年刊。飢饉の際の救荒食物として利用できる植物の解説書。日本人によってこの和刻本（外国の本を日本で新たに板本として出版したもの）や解説書が何種類も著された。

「人名録」編纂……　東條琴台は、人名録『囲碁人名録』や伝記『先哲叢談後篇』などを編纂、畑銀鶏は『江戸文人寿命附』『江戸文人芸園一覧』『書画薈粋《わいすい》』を編纂した。こうした人名録の編纂により、当時の文人間のネットワークに精通し、時宜に応じた執筆が可能になったといえよう。

櫟斎も雑学者的……　『吉原細見』の序文を書き、吉原を題材にした漢詩文集『続々吉原詩』などを手がけた。

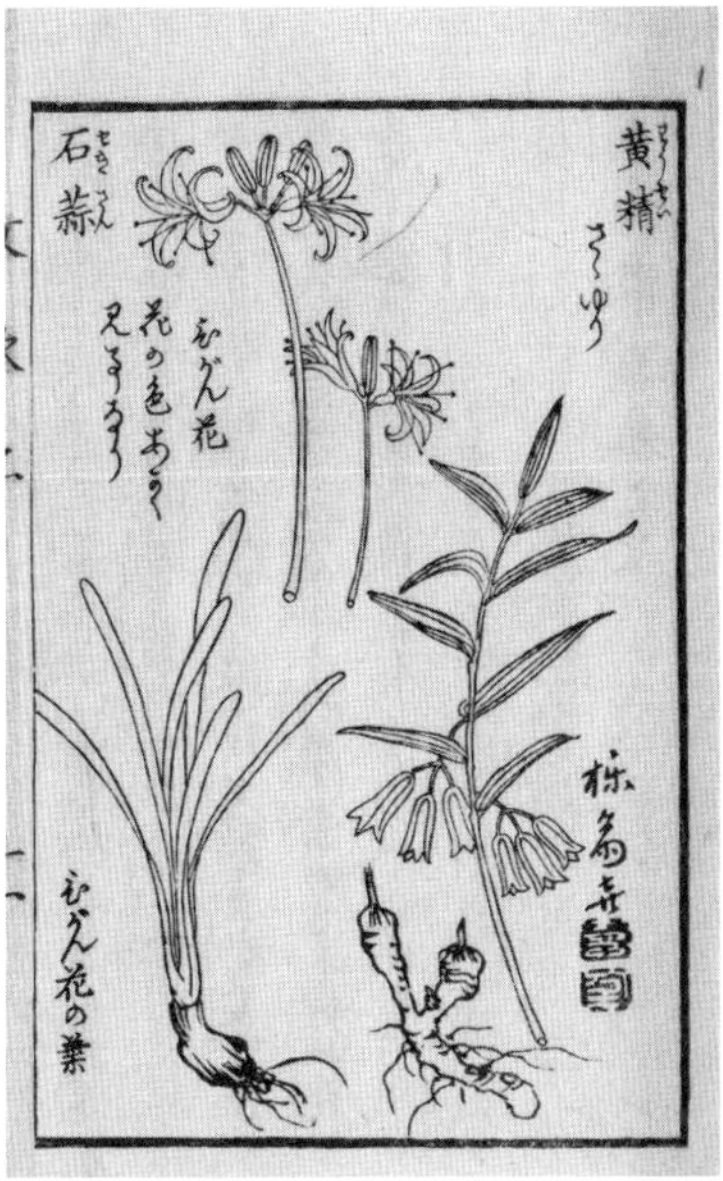

図65　『救歉挙要』

石蒜《せきざん》　俗にひがん花、きつね花などいふものなり。［中略］此根を掘り水にて洗ひ蒸し、又ゆ［茹］てて食ふべし。此草、葉あるときは花なく、花あるときは葉なし。

このように救荒書の真骨頂は、誰でも植物が判別できるように図を載せ、根を掘って蒸すか茹でて食べるといった調理法にまで言及することにある。また、「芹葉の鉤吻《こうふん》」は、

葉は芹また白芷《よろひくさ》に似て、根は竹の如し。白く粉のつきたる色なり。葉に紫《むらさ》きの斑《まだら》あるは毒 尤《もつとも》ひどし。花は白く芹に似たり。［中略］江戸の花師《うゑきや》にて延命《えんめい》竹《ちく》など名づけて人を偽《いつは》る、悪《にく》むべし。

と植物の形、色、文様などの形状を述べたあと、注意事項として植木屋が、「延命竹」といいかげんな名前を授けて毒草を売るのを非難する。通常時であれば、誰も毒

草に関心がないが、歴史的飢饉の真っ只中にいる当事者にとって、食べられるものなら何でも食べたい、しかし有毒無毒の区別がわからない。それを教えてくれるのが、日ごろ知識を蓄えていた本草学者なのであった。

救荒書は、本草学者やその周辺の人々が執筆した。そのほとんどは、金銭を受け取らない配布本が多い。無償の自費出版である。貧農に対する啓蒙書が高価なものであってはいけない。この理念は、甘藷《かんしょ》（サツマイモ）や朝鮮人参の国産を奨励した八代将軍徳川吉宗《よしむね》▲や、民が先に楽しんだ後に君主が楽しむという意の「後楽園《こうらくえん》」と名づけさせた水戸藩主徳川光圀《みつくに》▲などに通じ、為政者の民生利用の思想にゆきつく。本草学が、江戸時代を通じて学問として成り立っていたのは、この思想に支えられていたからである。「今でも通用する栽培技術」とか「江戸時代に珍しい植物を栽培していた」とか、現代的観点からの評価も必要ではあるが、当時の時代背景に照らし合わせて書物を読み解く視点を忘れてはならない。園芸を趣味としていたのではなく、本草学者として当然の責務であるから、栽培技術を印刷し農民に門戸を開いたのである。

救荒書としての『種藝年中行事』

さて、以上述べてきた、図入り、調理法や有毒植物の記事、自費出版による無

徳川吉宗　一六八四―一七五一年。江戸幕府の八代将軍。紀州藩出身。享保の改革を実施した。本草学の分野では、青木昆陽のサツマイモ栽培や田村藍水の朝鮮人参栽培など殖産政策を奨励し、日本全国の産物調査を実施し、採薬使という役職を設けてまとめさせた。

徳川光圀　一六二八―一七〇〇年。常陸国水戸藩第二代藩主。江戸の下屋敷の庭、小石川後楽園の名は、光圀の命により、中国人儒学者・朱舜水が付けた。国元の水戸にも偕楽園（みながともに楽しむ庭の意）を開園した。ほかに藩校「彰考館」設立、歴史書『大日本史』編纂、古墳の発掘保護など、文事に優れた業績がある。

償頒布という救荒書の特徴を踏まえて、改めて『種藝年中行事』を見てみよう。他の救荒書に比べ図がないというマイナス要素はあるが、図はわかりやすさを目的にした手法であって、同じ効果を持つのが平仮名の多用である。そして懐に入れられるコンパクトな大きさを目指したため、文章はそぎ落とされ、必要最低限の文字に栽培技術が凝縮されている。図がなくても、誰にでもわかるという目的意識が感じられる。自費出版という点については、末尾の語「灌園閣蔵板」で判明する。「灌園閣」とは灌園の書斎号で、「蔵板」とは、板権を執筆者が持ってぃる意であるから、ほとんどの場合本屋を通さず自費で出板した。つまり、本史料は、本草学者が自費で出板、天保七年に刊行、そして無学の人でも読めるように平仮名で表記と、救荒書の特徴を多く兼ね備えているのである。タイトル「種藝」からわかるとおり、園芸の分類に組み込まれるのは間違いないが、本草学ならではの救荒書の特徴も合わせ持つ点に留意したい。

救荒目的として執筆された証拠は、自筆稿本『種藝年中行事』(国会図書館所蔵)で明らかになる。二五・〇×一七・八センチメートル、全十一丁。稿本の総字数三千三百三十六字に対し、印刷された一枚物の総字数は四千四百八字で、約三二パーセント、文字が増加している。しかし、実は稿本から刊本の推敲の過程で六項目が削除されており、文字数の増加は漢字が平仮名に開かれたことによる。

大意　天下泰平のありがたみを忘れ、枕を高くしているのみならず、身分不相応の華美を好み、酒や食物にぜいたくをして、畑を耕さず草取りを怠けると、水害の難には遭わなくても、田畑は荒れてしまい、米や穀物の貯えもなくなり、とうとう親族にまでも迷惑をかけることになるのは、天災より恐れるべきことである。このことは、すなわち自分自身から招いてしまった旱魃や洪水といえるので、子孫の代まで災いは逃れられない。ただひたすらに農繁期に間違いなく的確な時期を選んで山林に入ることを心がけて、前々より倹約して用心する場合は、天災であってもあえて恐れることはない。「天のなせる災いは、猶避くべし」（天災は備えがあれば避けられるが、自ら招いた災いは逃れられない）とはまさにこのことをいうのである。

削除項目のうち、最末尾の文章は、特に本史料の救荒書としての特徴がよく出ているので次に掲げる。印刷された一枚刷と同じく平仮名ばかりであるが、意味をとりやすくするため一部漢字に改め、推敲の過程を括弧内に示した。

泰平（「御時世の」を訂正）ありがたさを忘れ枕を高《たかく》しているのみならず、（「家業をおこたり」を消去）身分（「分限」を訂正）不相応の花美を好み饗におごり耕さず草切らざれば、水害の難（「天災」を訂正）は無くても田畑は荒れて米穀の貯えもなく、ついに親族までも難儀を懸くるは（「これ」を消去）天災より恐るべし。これすなわち我身より求たる旱魃、洪水なれば、孫子の代まで災ひ逃るべからず。ただ農の時に違わず時をもつて山林に入《いる》ことを心掛けて、前広《まえびろ》より倹約用心するときは、天災とても敢へて恐るるに足らず。これ天のなせる災ひは、猶避《さ》くべしとは是なり。▲

農耕を怠れば旱魃《かんばつ》や洪水が起こらなくても子々孫々まで迷惑をかけてしまうが、あらかじめ倹約し準備をぬかりなくすれば、もし天のなせる災（天災）が来ても恐れるに足らないとあり、珍しく単刀直入に自分の意見を述べる。これによれば、本史料の読者として想定したのは、間違いなく農民である。「天災」とは、天保の飢饉を指し、この影響下に執筆され、なるべく平易を心がけて推敲した跡がうかがわれる。しかしこのくだりは、結局一枚刷にまったく掲載されず、印刷された一枚刷の末尾は、

［前略］ここに漏れたるものも多く、また畑よりとりあげたる植への仕方、薬種の製法、薬園へ植付様、すべて草木の養ひ方は筆に書き尽し得ず。よりて、尋ぬることも侍《はべ》らば、弁《わきま》へたるほどのことは答へ給ふべし▲。田畑のことは老農によりて尋ぬるにしかずと、根津権現の後ろ岩崎記す▲。

と、訓戒めいた難解な文面はばっさりと落とし、何か質問があればわかる範囲で答えますよ、と門戸を開放して不特定多数の人に広く教える態度をとった。これこそ、わかりやすさを追求する救荒書の特徴であり、民生利用の究極であろう。文末に「尋ぬることも侍らば、弁へたるほどのことは答へ給ふべし」と記し、知識を惜しまず公開する仁徳があった点は、本草学者の姿勢として注目に値する。

佐橋兵三郎の本草学

ここで、岩崎灌園と同時代の、佐橋兵三郎《さばせへいざぶろう》▲の本草学者としての姿勢を紹介して、

尋ぬることも……　筆者蔵本は「尋ね給ふことあらば弁へたるほどのことは答え侍るべし」と文言が変わっている。

大意　ここに書き漏らした内容も多く、また畑から抜いた苗の移植法、薬の製法、薬園への移植法など、すべての植物の栽培方法は書くことはできない。したがって、質問があれば、知っている範囲であれば答えるつもりはある。ただし、田畑については老農に尋ねる方が間違いはない、と根津権現の後ろの岩崎が記す。

佐橋兵三郎　生没年不詳。節翁、四季園と号す。佐橋の園芸・本草学の事績は、平野恵「本草学者にとっての園芸――佐橋四季園と岩崎灌園を例に」（東京都歴史文化財団東京都江戸東京博物館編・発行『江戸の園芸文化』、二〇一五年）を参照。

前記の姿勢が灌園だけの特質ではない点を検証したい。旗本で緒鞭会《しゃべんかい》のメンバーでもあった佐橋兵三郎は、園芸の奇品を集めた文政十年（一八二七）刊『草木奇《そうもくき》品家雅見《ひんかがみ》』に、「市谷［に住む］佐橋は積年《せきねん》の好人《こうじん》［好事家］なり」として登場する。園芸愛好家としての側面が前面に出されるが、ここには、

凡《およそ》、奇品・薬草に至るまで、彼我《からやまと》の称呼《よびな》・訛舛《あやまり》を正すに志厚し。又、家秘《かひ》の薬を世に公にす等、其仁もまた仰《あふぐ》べし。▲

大意　珍しい植物・薬草に至るまで、中国や日本の呼び名や誤りを訂正することに、志が厚い人物である。また、家に秘蔵する薬を、世間に公にするなどの仁徳もまた敬うべき点である。

とあり、図は、斑入《ふい》り縮緬檜葉《ちりめんひば》、伊達錦山茶花《さざんか》という斑入り葉や絞りの花などの珍しい「奇品」に加えて、薬草「にんじんぼく（人参木）」が描かれる。よく見ると人参木も斑が入る園芸種であり、山茶花の根元は接《つ》いであるらしい。現代の視点で園芸家であるのは間違いないが、植物の「彼我《からやまと》の称呼《よびな》」、中国や日本での呼び名の誤りを正すという姿勢は、まさしく本草学である。広い意味での本草学に園芸が含まれるというのは、こうした園芸技術・知識を有していなければ、学問として成り立たないからである。そして薬にするという行為は本草の本来の目的であり、しかも秘匿ではなく公開するという態度には、「採薬の秘処」を『武江産物志』という形で公開し、『種藝年中行事』でわかる範囲で疑問に答えると

述べた、灌園の思想と通ずる。

構成と内容

『種藝年中行事』の全体の構成は、一年十二ヶ月を上・中・下旬に分け、時節時節にふさわしい事柄を簡潔に記す。十二月だけは農作業が少ないためか、上・中・下旬には分けず、後書きもここに続いて記す。稲作以外の野菜・果樹・花卉のほか、染料や灯用に用いる蠟《ろう》、藍《あい》といった有用植物、それに薬用植物など記述は多岐にわたり、内容は微に入り細にわたる。

それでは、少々記事を紹介してその魅力を見てみよう。冒頭正月上旬では、

年中種藝のことをよく考えおき、鍬、鋏、桶、籠、そのほか諸々の道具等直しおくべし。

と、栽培に携わる人間ならだれでも心がけねばならない、道具の手入れに言及する。第三章の唐むろでも述べたが、それまでの園芸書は、園芸種名や植物画を主体にしていたのに対し、灌園のそれは、道具・装置にまで至る広範な視野をもつことが顕著な特徴である。ほかに、肥料に関しては、土の配分など植物ごとに異

なる事柄は省き、全体的な使用法を記している点も特徴的で、それも的確な指示である。正月下旬に肥やし土を切り返し、二月上旬に肥やし土を篩《ふる》い、雨が当たらぬ場所へ置くこと、寒中の攪拌《かくはん》など、日常的な扱いを簡潔な言葉で綴《つづ》る。

そして植物を紹介するにも、単に名前の列挙ではない。六月上旬には、

○土用の内、麻緒《あさお》刈り、水に浸し皮をむき緒となす。

とある。麻緒を刈り取る、ここまでは普通であるが、これを水に浸して皮を剝く作業まで記す。この一連は、「緒《お》」（紐の一種）という製品を作るまでのきわめて簡略な工程の叙述である。本草学者が、栽培だけでは終わらず、植物の加工までも視野に入れている点が明らかである。有用植物についての記述は、楮や桐など、植栽時期のみ記す場合もあるが、漆を鉋《かんな》で削る採取法など、どうやって植物を有効利用するかまでを記す例も多く見られる。

十月中旬の「植物種物《うえものたねもの》遠国へ送る、この月よし」との記載は、流通の時期に筆が及び、苗や種子を運送することをすすめる。これは、商品作物の栽培を奨励した、藩政や国政と同様の観点をもつ。

江戸時代後期に成立した史料なので、世間で流行している花卉園芸技術の要点

も、随所に触れられている。二月中旬「作り松曲げる」は、松を針金で曲げて、自然の形に見せる、現代では盆栽にその技法が応用されている「作り松」の記事や、四月中旬「朝顔の手を遣《や》る」、つまり蔓を巻き付ける支柱の準備のこと、五月下旬「菊に竹を添え結う」ことなど、自ら栽培していなければ気がつかないような記事も多い。

七月下旬には、

二百十日また廿日前作物に障らぬ手当てをし、大木は切り透かし垣根直しおくべし▲。

これは、二百十日・二百二十日▲の台風襲来に備えた防災対策である。大風を受けた樹木は倒れやすい。あらかじめ切り倒すか間引きし、倒木が畑へ甚大な被害をもたらすのを防いだ。垣根を直しておくのも、風とともに異物が畑へ侵入しない予防である。

このように、日常の道具への心がけや加工品、花卉園芸にまで筆がおよぶ豊富な内容であるにもかかわらず、文字数は、全部で四千四百字余りという短さである。印刷された紙も一枚（正確には二枚の紙を継ぐ）という、コンパクトに凝縮し

大意　二百十日あるいは二百二十日の頃は、作物に被害が出ないような手当てをして、大木は伐採して透き間をあけておく。垣根は直しておくとよい。

二百十日・二百二十日　立春から数えて二百十日目、二百二十日目に当たる日。

菊吸　菊に付く虫、キクスイカミキリの異名。

麒麟角　トウダイグサ科の低木。庭園などで栽培され、観賞用植物として一般的であった。

大意　十月より、サボテン、麒麟角、アダン、ハイビスカス、山旦花、ムラサキオモト、使君子、鶴蘭、ツツジ、モダマなどを唐むろ（温室）へ入れるとよい。もし、むろの中に鼠が入ってしまった場合は、薫陸（樹脂が化石となったもの。香料に用いる）を焚くか、あるいは蟹を焼くとよい。

た簡潔かつ平易な文章力は秀逸である。

　虫に関する情報も思いのほか多い。正月下旬には、「海鼠《なまこ》を切り、所々へ置けば、虫類、土竜《もぐら》少なし」と、切断したナマコが虫やモグラ除けになるといった、害虫関係がほとんどである。三月上旬に蚕《かいこ》の支度や毛虫の殺虫、中旬に菊吸《きくすい》退治、六月下旬に馬の蝿除《はえよ》け、七月上旬に紙切り虫など木に付く虫の退治、下旬に食用としてのイナゴの保存法、十二月に肥料土を凍らせての虫の殺卵にまで言及する。

　十月上旬の、

○十月の節より、サボテン、麒麟角《きりんかく》、アダン、扶桑花《ふそうか》、山旦花《さんだんか》、ムラサキオモト、使君子《しくんし》、鶴蘭《かくらん》、躑躅《つつじ》、モダマ等唐むろへ入る。もし、むろの内へ鼠入りたれは薫陸《くんろく》を焚き、また蟹を焼くべし。

　ここでは、船来植物として比較的普及していた花卉である、サボテン・扶桑花《ふそうか》（ハイビスカス）、また豆科最大のモダマなどは、『草木育種』で図解したフレーム温室「唐むろ」（前掲図51）へ入れ、ネズミが出たら香の一種「薫陸」または蟹をいぶすのが効果的だと説き、実用向きの事項が列挙される。

旧蔵者

『種藝年中行事』の筆者蔵本は、図63のとおり、右端欄外に「弘化二乙巳年三月吉祥日調之朝比奈虎之助所持」と墨書があり、表紙にも同様の墨書「朝比奈甶《とら》之助」とあって、旧蔵者の名が判明する。この人物は、『柳営補任《りゅうえいぶにん》』▲により慶応元年（一八六五）に「清水小普請組組頭《こぶしんぐみくみがしら》」に任ぜられ、同三年『武鑑』により「根津元屋敷」に居住した程度しか判明しない。朝比奈といえば、唐むろを開発した四谷の愛好家が想い起こされるが、▲この朝比奈との関係も不明である。幕臣である点は間違いなく、それも灌園の住む谷中と目と鼻の先に住んでいた。

『駒込千駄木谷中近辺絵図』（図66）は、個々の屋敷に武家の名前が入る絵図である。灌園の名がないので、彼が谷中に住む文政期以前の成立と思われる。根津神社と美作（岡山）勝山藩三浦家の下屋敷に挟まれた地域で、現在の文京区根津二丁目と台東区谷中二丁目付近の「金子章助」の地点が後に灌園が居を構えた地、ここから数十メートル西側が幕臣の長屋「根津元屋敷」を指す地域である。ここに「朝比奈勝之助」の名を発見した。この人物の子孫が虎之助であろう。灌園も「小普請組」の役職についていた

『柳営補任』 安政五年（一八五八）成立して以降加筆されつづけた、江戸幕府役人の任免の記録。

朝比奈といえば…… 『十九世紀日本の園芸文化』第二部第一章参照。

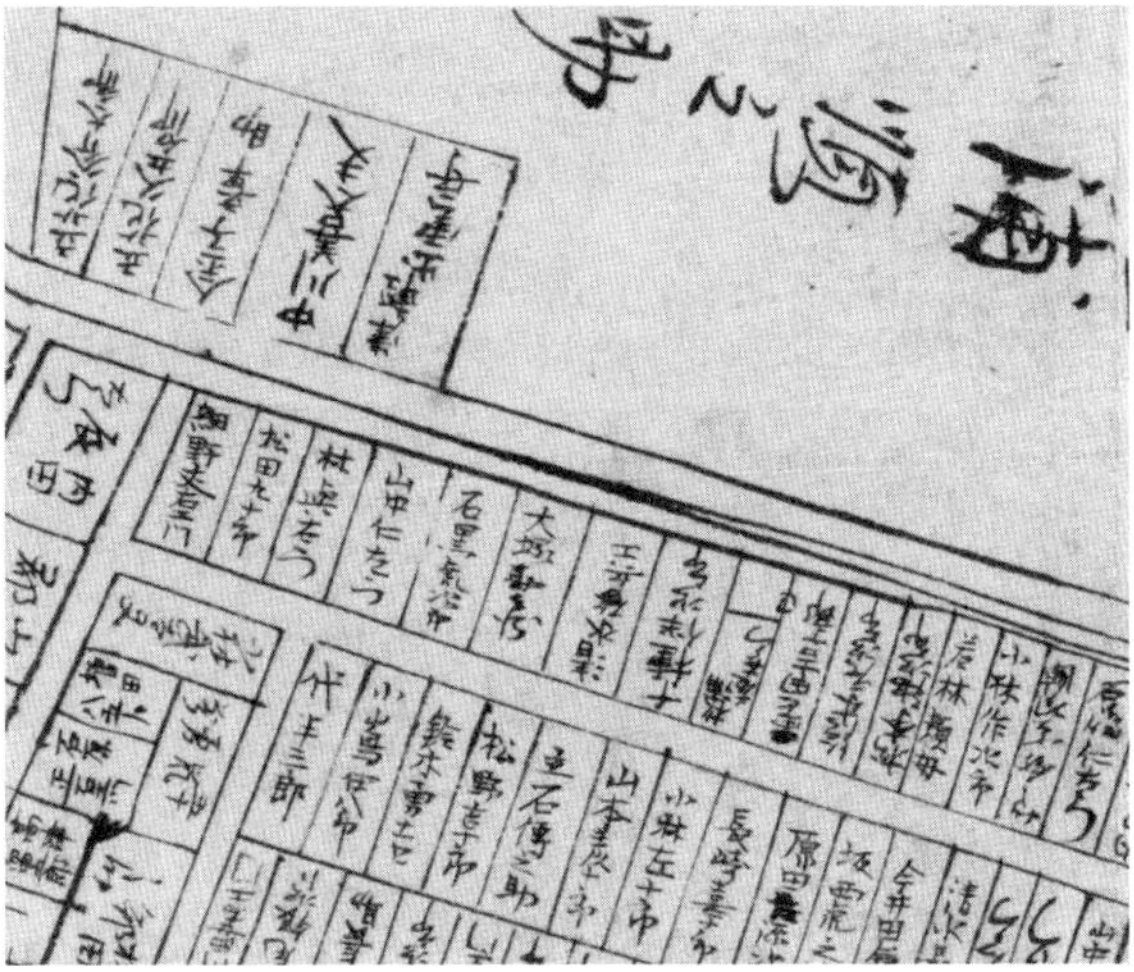

図66 『駒込千駄木谷中近辺絵図』部分

ので、この朝比奈家とは同等の家柄である。
『種藝年中行事』刊行の天保七年は、小普請組に勤めていた（息子正蔵の「親類書」による）。旧蔵者・朝比奈が入手した弘化二年（一八四五）は、灌園死没から三年後、刊行からは九年後の入手である。灌園と同等身分の幕臣が、天保飢饉も落ち着いた弘化二年に入手した理由は、飢饉が去ってもなおその需要があったからと考えられる。近所のよしみで、灌園没後に息子正蔵などから、特別にもう一度刷り直してもらった可能性もある。元々無料配布のものであるから販売はしなかったはずで、墨書にある「調之《これをととのう》」というのも、改めて板木から刷ったものを入手したという意味にも取れる。朝比奈がこれを欲した理由は、想像でしかないが、飢饉のためというよりもむしろ、わかりやすく広範囲な植物栽培の記事に価値を見出したのではないだろうか。

もう一つ、入手理由として考えられる点がある。本史料は、板木で刷られた印刷物であるため、世に残るものはすべて同一のはずである。しかし、筆者蔵本は、国会図書館蔵本と比較した結果、改訂版であることが判明した。国会本は刷りが均一な上、細字で読みやすいため、初刷と思われる。図67は、国会図書館本の九月下旬の項である。これに対し図68（筆者蔵本）は、国会本より後に刷られたものである。板木の摩耗により強く圧迫して刷ったためか墨が極端に太く濃い。五

のべ三百七十七種　国会図書館蔵の初刷本で数えた。同じ植物でも、松《まつ》脂《やに》をとる場合の松は有用植物に、「作り松」は観賞用植物に入れて数えた。

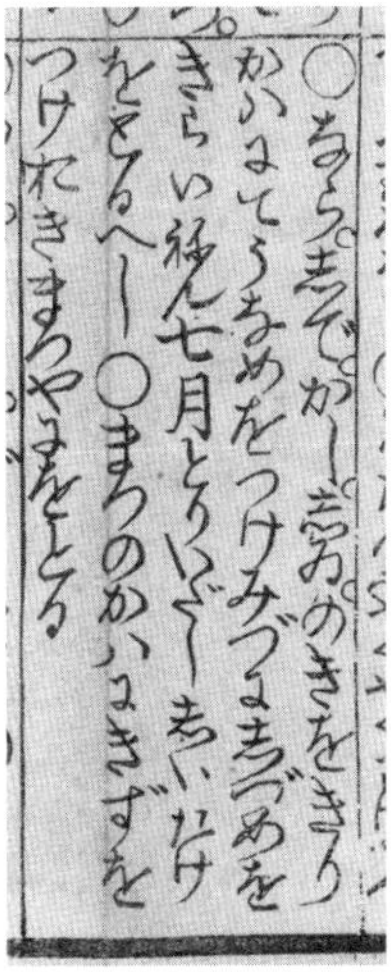

図67　9月下旬

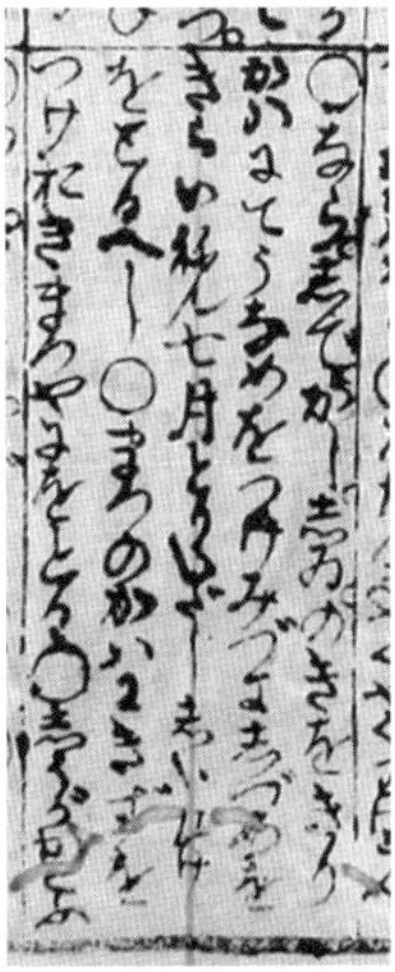

図68　9月下旬

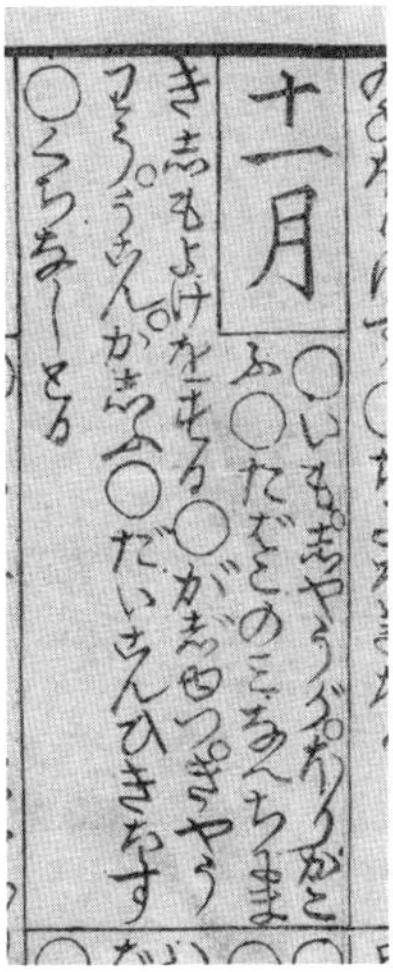

図69　11月上旬

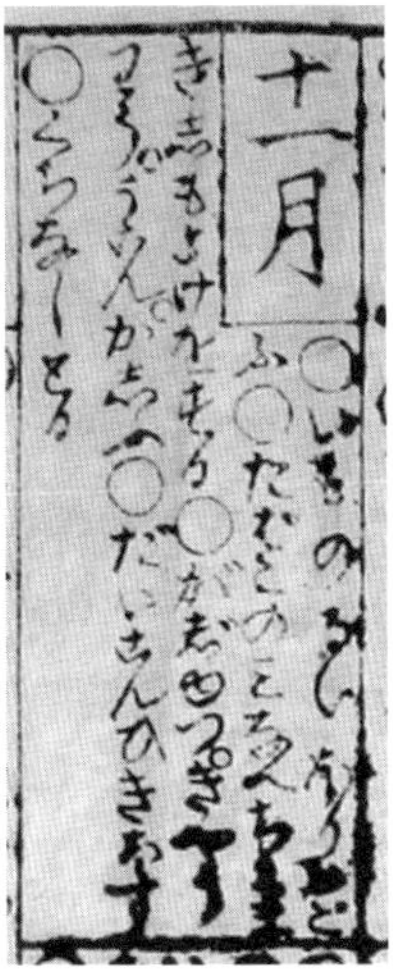

図70　11月上旬

行目下の方を見てほしい。「○しやうが《［生姜］》かこふ《［囲う］》」とある。この一文が、国会本にはない。そして十一月上旬の一行目「いも《［芋］》、しやうが、ほり《［掘］》かこふ」の文言（図69）が、「いものるい《［類］》、ほりかこふ」（図70）と改訂されている。第四章『武江産物志』において、後刷本の植木屋情報の追加を紹介したが、灌園はこのようなわずかばかりの改訂をほどこし、より正確な情報を提供し続けた。

『種藝年中行事』の掲載植物は、のべ三百七十七種を数える▲。最多は野菜でのべ百十二種登場し、うち芋類が二十一種、この点でも救荒書の性格がよく現れている。花卉はのべ五十四種、うち花木では梅が七、草花では菊が七と記載が多かった。斑《ふ》入りなどの観賞用の植物は四十四種、漆、紅花など有用植物は八十六種、薬草は三十九種、果樹十八種、穀物二十四種であった。

これまで述べてきたとおり、『種藝年中行事』は、天保飢饉に際し、文字が読めない層へ啓蒙の意をこめて制作した救荒書である。しかし、観賞用として栽培された植物であるアダン、ムラサキオモトなどを唐むろへ入れて栽培する人が、平仮名しか読めないだろうか、という以前からの疑問は払拭《ふっしょく》できていない。読者として想定したのは、飢饉に備えねばならない農民以外に、別の層もあったと思われる。内容から総合的に判断すると、読者として最適なのは本草学者であろう。植木屋であれば芋などの野菜の情報は不要であろうし、農家であれば舶来植物を温室に入れてまで養生し、盆栽風「作り松」を曲げることもない。一年十二ヶ月を上、中、下旬に分けて、その時季になすべきことを書き留めた園芸ダイヤリーであるから、使う者の必要に応じて参考にせよという意味もあったかもしれない。おそらく灌園自身がこうした日常を過ごしつつ、本草の講義も行い、図譜を描き、そして幕府役人の公務を果たしたのであろう。尊敬に値するバイタリティである。

おわりに――『自筆雑記』、『茶席挿花集』など

『自筆雑記』

最後に、これまでとは異なり、灌園の無名時代の書物や、図のみを担当した書物を紹介したい。

『岩崎灌園自筆雑記《いわさきかんえんじひつざつき》』は、享和元年（一八〇一）成立の雑記帳で、灌園十六歳のときの覚書が綴られている。記事のそれぞれの関連性は皆無であるが、ここには、若き日の灌園が何を考えていたのかのヒントが多い。目にとまる特徴は、薬の処方が圧倒的多数を占める点である。第六十七丁表の「脚気《かっけ》の奇薬《きやく》」と題された覚書は、

> 脚気の奇薬 有馬公家中ヨリ出ル方ナリ
> 茅根、兎〔菟〕糸子、各キザミ〔刻〕、牽牛子三ツニ分ケテ一ツハ炒黒、一ツハ炒黄、一ツハ焙過ズ。三ツ各細末煎、服ス。

と、久留米藩家中より得た脚気薬の処方は、茅の根茎、菟糸子（ネナシカズラの種子）を刻み、牽牛子、つまり朝顔の種子を三つに分け、一つは黒く、一つは黄色くなる程度に炒め、もう一つはさっとあぶってこれらを細かくして服用するという。▲取材内容を書き留め、実際の効果の有無は記されないが、こうした聞き書きの蓄積が後の著作活動に役立っていったと想像され興味深い。

取材といえば、植木屋との親交は、これまで紹介してきた書物からも判明するが、その徹底的な取り組み方がわかるのが、植木屋の符丁の覚書である。第百五丁裏から百六丁表にかけて「植木屋「フチヨウ」コトバノコト」と、植木屋が商品に付ける値段、符丁が列挙される（図71）。百文なら「てき」、二百は「ハラ」、一貫なら「よろず」といった具合である。ここまで覚えなくてもよさそうであるが、植木屋から貴重な情報を得るために、積極的に学んだと思われる。

奇抜な発明品の記事もあった。第百丁裏の「ビイドロ紙製法」である。

漆箱の中に流しかわかす《〔乾〕》事有。ヒイドロ紙製法

干てん《〔寒天〕》壱包。上黄明膠《〔おうめいきょう〕》五分。粳米《〔うるちまい〕》少々。

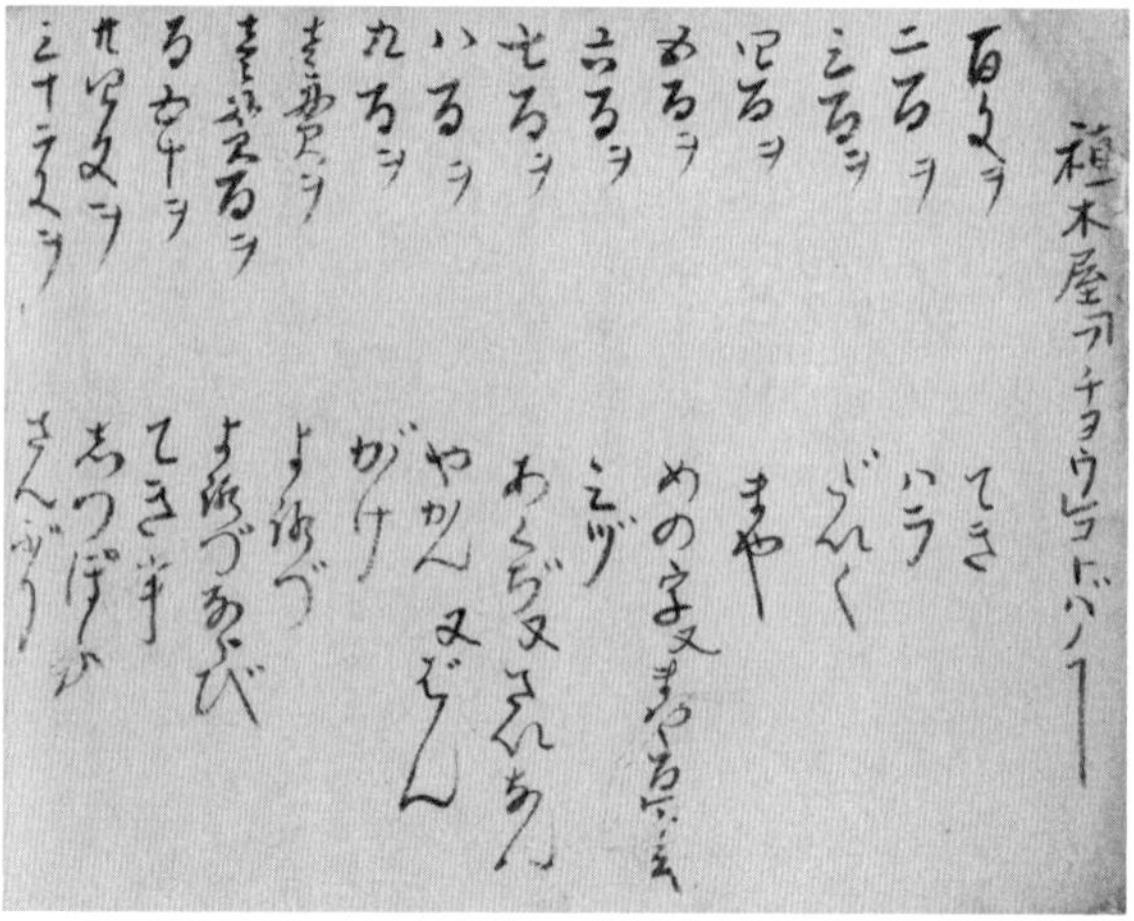

図71　『岩崎灌園自筆雑記』植木屋符丁

脚気薬の処方は……　現在でも、朝顔の種子と甘草《かんぞう》を半量ずつ混ぜると、脚気やむくみによく効くといわれている。

薄き美濃紙《みのがみ》に干てんを引也。紙なくては、なをよし。

「ヒイドロ紙」は「ビードロ紙」、つまりガラス風の透明な紙の製法である。材料は寒天一包み、上質の「黄明膠」に米少々を合わせ、美濃紙にこれらの混合液を引いて漆箱の中に流して固める。「紙がないとなおよい」とは、芯紙《しんがみ》があれば腰のある丈夫な紙になるであろうが、あえて紙を漉《す》き入れずに透明度を優先させるということ。実際に作らないと何ともいえないが、おそらく腰がなくてたよりない、一度の雨で破れ落ちてしまう紙だと容易に想像がつく。

「ビードロ紙」は、ガラスの代替品である。近代になってガラス温室が建造されるようになるが、近世では幕末にならないと登場しない。ガラスの知識はあったので、何とか国産でこれを代替して作ろうとした涙ぐましい努力の跡である。

『千草の根ざし』

灌園が挿絵を分担した書物二点を紹介しよう。まず一つは、文政十三年（一八三〇）春刊、殿村常久《とのむらつねひさ》著『千草《ちぐさ》の根《ね》ざし』一巻一冊である。『枕草子』に登場する植物の考証本で、図を灌園が担当した。本文中には、朝顔、刈萱《かるかや》、菊、ツボスミレ、リンドウの項などに「輪池翁ノ古写本」を参照したとあり、輪池《りんち》、すなわ

黄明膠　漢方薬。牛皮の膠《にかわ》の一種。

近代になって……　平野恵『ものと人間の文化史　温室』参照。

殿村常久　一七七九―一八三〇年。伊勢松阪の木綿商。国学を本居宣長に、本草を灌園に学ぶ。曲亭馬琴の『南総里見八犬伝』の熱心な読者で、馬琴との往復書簡が残っている。

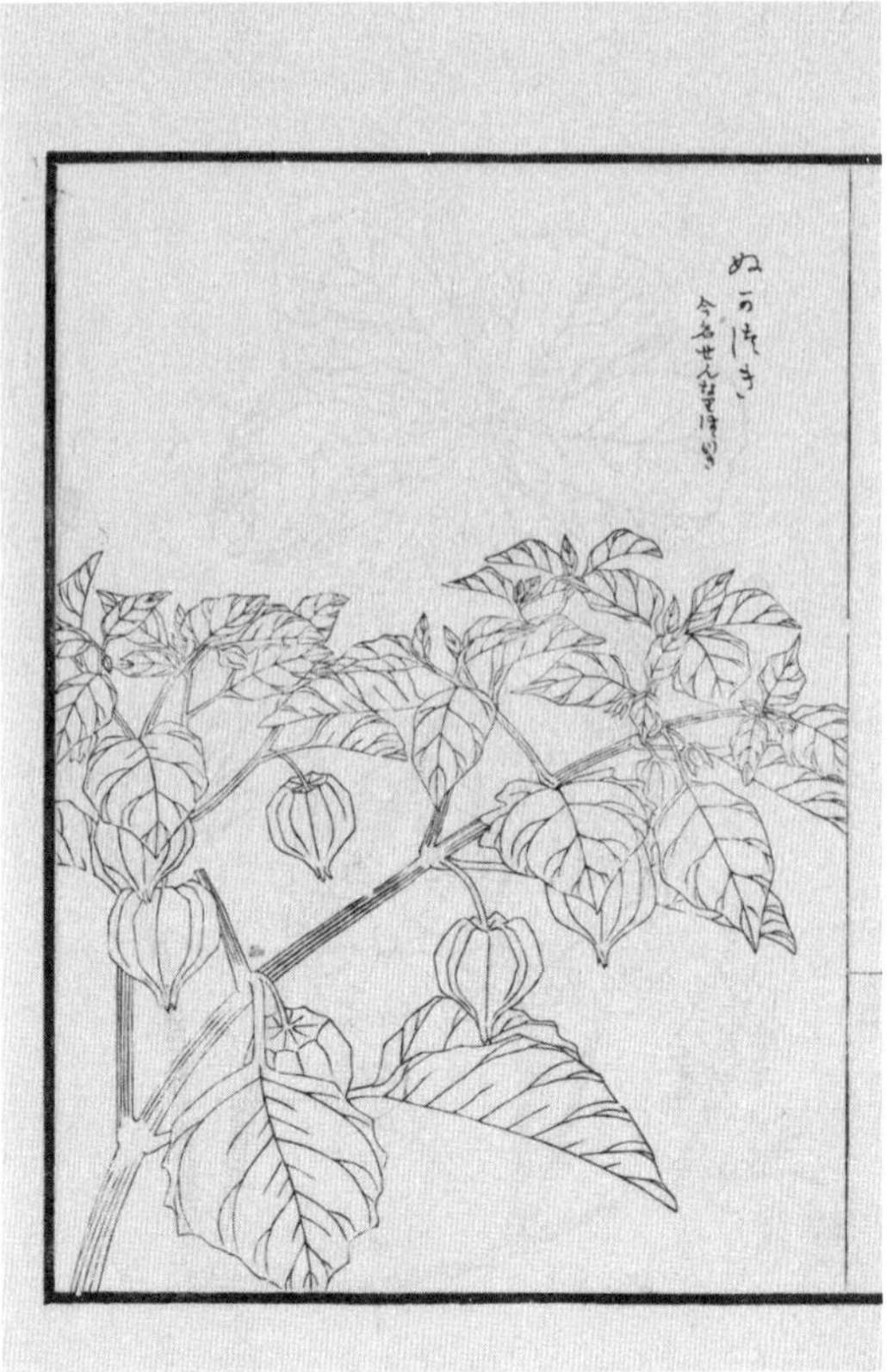

図72 『千草の根ざし』千成ほおづき

ち灌園を取り立てた屋代弘賢との親交が示される。ぬかづき（ほおづき）の項では、灌園の意見も紹介される。

岩崎氏云、苦蘵は、和名は、たけほほつき、今俗に千《せん》なりほほつきといふものなり。こは子《み》より生《おい》て宿根《ふるね》には生ず。子熟れど紅にならずといへり。すなはちこのものなり。▲

大意 岩崎氏はこう述べる。苦蘵は、和名は、タケホオヅキ、今は俗に千成ほおづきというものである。これは実から成長し、宿根にも生ずる。種子が熟しても赤い色にならないという。すなわちこの植物のことをいう。

現存が少なく 現段階で国会図書館など十点を確認した。

と、千成ほおづきの形状と生育状況を記し、図の傍らの「ぬかつき　今名せんなりほほつき」も、灌園の意見であろう（図72）。

『茶席挿花集』

二つ目は、文政七年（一八二四）三月刊『茶席挿花集《ちやせきそうかしゆう》』である。著者・柿園は、何者かは不明で、本史料でも灌園は絵師としての役割のみである。茶席に使用す

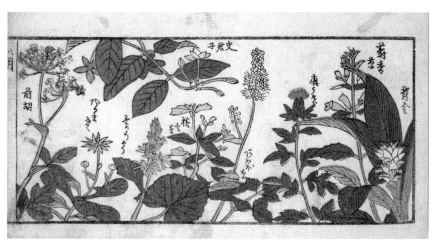

図73　『茶席挿花集』八月　右端にウコンが見える

る草花、花木約三百六十品を月ごとに配し、和名・漢名・特徴を文章で述べ、巻末に灌園の彩色図八十九品を載せる。類書はなく、これも灌園が関係した新しい種類の書物である。大きさは小本《こほん》サイズで、縦一〇・五センチメートル、横二〇センチメートルである。灌園の描く植物の大きさはわずか数センチメートルであるが、的確に特徴をとらえている。当然であるが、切り花として観賞する園芸植物が多く見受けられる。加えて白頭翁《はくとうおう》、鬱金《うこん》など、本草学者が栽培した薬草も含まれている（図73）。書肆、須原屋茂兵衛と須原屋佐助から刊行されるが、茶の湯という趣味世界のものであることから、おそらく出資者がいて（あるいは著者自身かもしれないが）、費用がかさむ色刷を採用したと推定できる。灌園の書物のなかでは現存が少なく、このことからも少数の趣味人のために作られた可能性が高いといえよう。

柿園の序文によると、茶席の花を備忘にと書き付けた記録を、友人の勧めで刊行することになった。凡例を記した芳亭野人《ほうていやじん》が、著者・柿園の友人であると考えられる。凡例によると、

一、此書、佳気［柿］園翁の集められしを、予又岩崎灌園先生に請《こう》て漢名を正し、刪定《さんてい》補入す。然れども翁の所聞をも残せるもの多し。且つ草木異名あまた也。ここには只つねにいふ所の名を記す。▲

大意　一、この書物は、佳気（柿）園翁が集めた内容を、さらに私が、岩崎灌園先生に依頼して漢名を正し、語句を削ったり補い入れたりしたものである。しかしながら柿園翁の取材した内容も多く残した。また植物の別名はたくさんあるので、本書では、日常普通に呼ぶ名前を記した。

灌園が漢名を正したが、著者の挙げた名も残したという。そのため、日本で名づけた漢字表記の名称も散見する。また、図については、

一、巻の末に出せる花の図は、悉く珍花と云にもあらず。花店にも常になく、茶席にてまれにいけ《生》しを図に出し、則灌園師の画を乞侍る也。予浅見ゆへ、図に出すべき花を脱せしものおほ《多》し。図をあら《改》ためん事も師筆を労するなれば、此まま彫刻して、もれたる花は後篇へこと《断》はり入るべし。後篇の体裁をば、花の図の末にいささかこれを述ぶ。芳亭野人識▲

大意　一、巻末に出した花の図は、すべて珍しい花とは限らない。花屋に普通置かず、茶席でごくまれに生ける植物を図に描き、岩崎灌園先生に図をお願いしたものである。私は、知識が浅いので、図に出すべき花を撰びそこねたものも多い。図を改めるようにも、先生に再び描いてもらう手間になるので、このまま板木に彫って、書き洩らした花は、後篇へ断って入れるとする。後篇の体裁を、花の図の末尾に少々述べた。芳亭野人記す。

と、すべて珍しい花を挙げたわけではないが、花屋にも並ばず、茶席で稀に生ける花を図にし、灌園に作画を依頼したとある。花の選択は、灌園の意思ではなく、編者・芳亭野人によるものであった。また書物の定型句である、後篇の存在を示唆し、刊行予告を巻末に記載したと述べる。たしかに巻末には、

続茶席挿花集　全一冊
前篇にもれたる花を集め花のたもち《〔保〕》方、花の能毒、花器の取あはせ其外花の
図を彩色にて出す。

とあり、前篇と同じく色刷の体裁を有し、花を長く保つ方法や、花の効能や毒性、生ける花器の取り合わせの記載を予告するが、残念ながらこれは実行されなかった。予告しておいて後篇が刊行されないことも、またよくあることである。

凡例にあったとおり、漢名ではない漢字名も記されている。たとえばテッセン（鉄線）は、「風車《かざぐるま》」という和製漢語を用いる。本草学では根を「威霊仙《いれいせん》」といい、灌園は、『本草図譜』で「鉄脚威霊仙」を、『草木育種』で「鉄線蓮《てっせんれん》」を見出し語に使っている。

本草学者の番付

最後に、本草学者としての岩崎灌園に対する、同時代の評価を探る。図74は、九十八名の本草学者を相撲番付に見立てた新出史料である。人名の誤記は朱筆で訂正され、左下に著名な蔵書家・中川徳基《とくき》▲の蔵書印がある。国会図書館所蔵の本

中川徳基　一八三三—一九一五年。
蔵書家・雑学者。号、得楼。

番付と同一内容の史料を分析した論考▲によれば、文化十三年（一八一六）―文政七年の間の成立とされる。上限を物故者から、下限を存命者から推測して導き出した成立年で、語句の異同があるだけの本番付も、国会本と同じ成立年と考えら

論考 平野満「本草学史史料二種――「本草家番附」と岩崎灌園伝記史料」（駿台史学会『駿台史学』第八二号、一九九一年）。

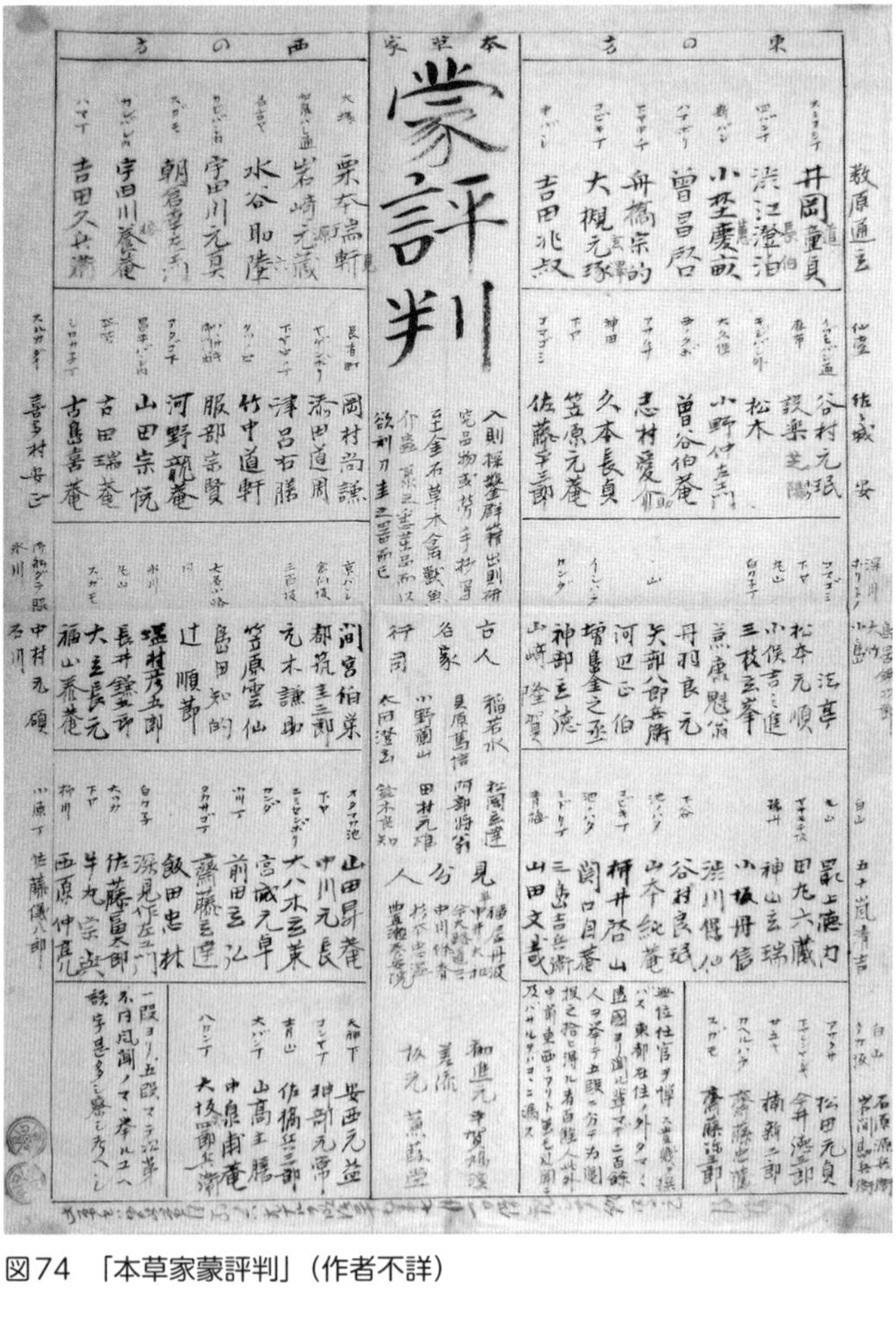

図74 「本草家蒙評判」（作者不詳）

れる。

灌園は、「岩崎元［「源」と朱筆で訂正］蔵」とあり、西の方二枚目という高位に位置し、評価の高さがうかがわれる。住所は「和泉バシ通」とあり、下谷三枚橋にいた当時の表記である。灌園の谷中移転の明確な時期は不明であるが、本番付の成立以降ということになる。そしてこの時点で世に出ていた書物は、『草木育種』のみであるので、本書の評価が番付の順位に作用したと考えられる。

現代の私たちは、岩崎灌園の名を忘れ去ろうとしている。江戸時代の著名な本草学者は数えるほどしかいない。そのなかで、江戸に生まれ、江戸をフィールドに活躍し、江戸で亡くなったという純粋な江戸っ子で、しかも旗本や大名のような高貴な身分ではないにもかかわらずこれほどの書物をのこした人物は、ほかにはそうそういない。本草の専門家でありながら、園芸に通暁した事実から導き出されるのは、彼のなかでは本草と園芸をことさらに分けて考える必要性を感じなかったということだろう。十九世紀「本草」の代弁者として、また園芸の伝道者として、そして新しい書物を現代の私たちに開示してくれる開拓者として、あらためて評価に値する人物である。

あとがき

本ブックレットは、国文学研究資料館主導共同研究「アジアの中の日本古典籍――医学・理学・農学書を中心として」の成果の一部である。内容は、二つの展覧会を機に明らかにした事実を中心としている。一つは、二〇〇四年の文京ふるさと歴史館「本草から植物学へ――岩崎灌園から牧野富太郎まで」展、もう一つは、二〇一五年の台東区立中央図書館「谷中の自然を見る 本草学者・岩崎灌園の世界」展である。前者は、拙著『十九世紀日本の園芸文化』に反映したが、専門書であるため一般に知られる機会も少なかった。後者の展示は、和本の奥付に注目するなど書物の体裁に言及できた。しかし、一定期間の公開であるため、書籍として世に出す意義はあると思われる。また花卉販売会社「改良園」の会報誌『園芸世界』の既発表の内容も、本ブックレットに反映させた。会員配布では読者が限られるという理由からである。

マイナーな歴史上の人物、岩崎灌園をとりあげつづける理由は、正当な評価がなされていない彼の業績を顕彰すべきという研究者としての責務からである。ただし、灌園の伝記は既に世に出ているため▲、伝記的な記述は努めて避けた。筆者

灌園の伝記……　大正四年（一九一五）、植物学者・白井光太郎「本草図譜ノ著者ニ就テ」（『植物学雑誌』第三四六号）および昭和四十二年（一九六七）、動物学者・上野益三「岩崎常正著武江産物志武江畧図解説」（井上書店から発行された復刻版『武江産物志』の附録）。

の目的は、学問と技芸が密な関係性を有していた十九世紀学芸の姿を明らかにすることにある。その手法として用いたのは板本の奥付や稿本の分析で、伝記的な事実は外側に配し、あくまでも中心としたのは書物の成立事情の解明である。

本書を執筆する間、国会図書館古典籍室で磯野直秀先生や夫・平野満（ともに故人）と共有した時を思い出すことが多かった。お互いに閲覧書籍を自慢し、しかも各自の「書物をひらく」時間を冒さないよう配慮した、閲覧時の独特の緊張感と歓びは、今思えば至福の時間であった。彼らの業績には遠く及ばないが、書物に真摯に向き合った研究姿勢にならって執筆したつもりである。

図53 『草木栽培書』 個人蔵

図54 『草木育種』 個人蔵

図55 『小石川谷中本郷絵図』 国立国会図書館蔵

図56 「小石川冨坂町明地絵図」 国立国会図書館蔵

図57 『武江産物志』初刷本 個人蔵

図58 『武江産物志』後刷本 国立国会図書館蔵

図59 『みやびのしをり』 国立国会図書館蔵

図60 『武江略図』初刷 国立国会図書館蔵

図61 『武江略図』後刷 国立国会図書館蔵

図62 『東都花暦名所案内』 国立国会図書館蔵

図63・64・68・70 『種藝年中行事』 個人蔵

図65 『救歉挙要』 個人蔵

図66 『駒込千駄木谷中近辺絵図』 国立国会図書館蔵

図67・69 『種藝年中行事』 国立国会図書館蔵

図71 『岩崎灌園自筆雑記』 国立国会図書館蔵

図72 『千草の根ざし』 国立国会図書館蔵

図73 『茶席挿花集』 個人蔵

図74 「本草家蒙評判」 個人蔵

掲載図版一覧

図１　『東都下谷絵図』　個人蔵

図２　明治17年刊『本草図譜』　国立国会図書館蔵

図３　『見ぬ世の友』12号、明治34年7月31日、東都掃墓会発行　国立国会図書館蔵

図４～12・14・16　『古今要覧稿』　国立公文書館蔵

図13・17・19・20・24～32・35　『本草図譜』　国立国会図書館蔵

図15　『あさがほ叢』　個人蔵

図18　『弘賢随筆』　国立公文書館蔵

図21　『草木図説』　国立国会図書館蔵

図22　『本草図譜』山草部、明治17年以降刊、九皐堂発行　個人蔵

図23　年不詳10月24日付白井光太郎宛岩村米太郎書簡　国立国会図書館蔵

図33　『群英類聚図譜』　武田科学振興財団杏雨書屋蔵

図34　シーボルト肖像　国立国会図書館蔵

図36　『草木育種』　個人蔵

図37　『灌叢秘録』稿本　天理大学附属天理図書館蔵

図38　『草木育種』チラシ　個人蔵

図39～41　『草木育種』初刷　台東区立中央図書館蔵

図42　『草木育種』二刷　個人蔵

図43　『草木育種』三刷　国立公文書館蔵

図44　『草木育種』四刷　個人蔵

図45　『草木育種』五刷　国立公文書館蔵

図46　『草木育種』六刷　個人蔵

図47　『草木育種』七刷　国立公文書館蔵

図48　『草木育種』八刷　国立公文書館蔵

図49　『草木育種後編』　個人蔵

図50　明治版『草木育種後編』　個人蔵

図51　『草木育種』　個人蔵

図52　復元された唐むろ　神代植物公園蔵

平野 恵（ひらのけい）

1965年、大阪府生まれ。博士（文学、総合研究大学院大学）。現在、台東区立中央図書館郷土・資料調査室専門員、東洋大学非常勤講師。専門、日本文化史・思想史、特に園芸文化史、本草学史。著書に、『十九世紀日本の園芸文化』（思文閣出版、2006年）、『ものと人間の文化史 温室』（法政大学出版局、2010年）、『浮世絵でめぐる江戸の花』（日野原健司と共著。誠文堂新光社、2013年）、『人と植物の文化史――くらしの植物苑がみせるもの』（共著。古今書院、2017年）などがある。

ブックレット〈書物をひらく〉8
園芸の達人 本草学者・岩崎灌園《かんえん》
2017年7月21日　初版第1刷発行

著者　平野 恵
発行者　下中美都
発行所　株式会社平凡社
〒101-0051　東京都千代田区神田神保町3-29
電話　03-3230-6580（編集）
03-3230-6573（営業）
振替　00180-0-29639
装丁　中山銀士
DTP　中山デザイン事務所（金子暁仁）
印刷　株式会社東京印書館
製本　大口製本印刷株式会社

ISBN978-4-582-36448-4
NDC分類番号499.1　A5判（21.0cm）　総ページ120

平凡社ホームページ http://www.heibonsha.co.jp/